推薦のことば

　日本の高齢化率は約30％です。中には、40％を超えている地域もあるでしょう。近くに暮らす人の半数近くが高齢者ともなれば、「誤嚥性肺炎」はもはや地域社会で抱える問題として避けられません。どの疾患で診療していても、高齢者の患者さんが多いですから、今後「誤嚥性肺炎パンデミック」の時代は間違いなく到来します。

　さて、この本、第2版になります。それほど誤嚥性肺炎に注目が集まっていることの証ですが、専門知識に裏打ちされた筆者らの熱意があってこそ実現できたハイクオリティの書です。「患者さんに寄り添う」という言葉が、ただのスローガンではなく具体的な行動に昇華されている様子が、随所に描かれています。

　誤嚥性肺炎は、医療チーム全体の力が問われる疾患です。診断や治療だけでなく、患者さんの退院後の生活やその人らしい生き方を見つめる場面が多くあります。それは文章で伝えられるほど、簡単なものではありません。一人ひとりの患者さんには、一つ一つの物語がある。私たち医療者は悩みます。絶食を続けるべきか、少しでも食事を取らせるべきか。安全と希望のはざま。葛藤する日々。

この本は、「嚥下おでこ体操」などの具体的な訓練方法から、「とろみを嫌がられるとき」の対応まで、日常診療での細かな工夫が詳述されていることが特徴です。また、「むせない誤嚥」の評価方法など実践的な視点も解説されています。また、食事場面の観察ポイントをまとめた表や、誤嚥性肺炎の原因チェックリストなど、明日からすぐに活用できるツールがちりばめられています。

　私にとって、誤嚥性肺炎とは、どちらかといえば医療者が苦しい思いをして対峙する疾患だと思っていました。しかし、著者の二人は決して悩み苦しみ抜く疾患として捉えておらず、患者さんに何ができるだろうかという突破口を見つけることをまるで楽しみにしているかのような、前向きな姿勢です。たぶんそれは、「何を以て誤嚥性肺炎の治療と成すか」について、見えている景色が私たちと少し違うからかもしれません。

　筆者らは、医療のゴールを「治すこと」だけではなく、「その人がどう生きたいか」に目を向けています。「誤嚥性肺炎だからこうする」という既成概念にとらわれず、「その患者さんにとって誤嚥性肺炎をどう考えるか」です。患者さんにとっての最善は、いつもガイドラインの中にあるとは限りません。そんな視点で診療を進めたい方に、ぜひおすすめしたい一冊です。

2025年2月

倉原　優

はじめに（改訂に際して）

　誤嚥性肺炎の診療は、単調なようで、奥深い世界です。鑑別診断や抗菌薬治療はもちろん、栄養面への介入、体調の変化への対応、他職種との協力体制、家族背景や退院後の生活への配慮、緩和ケアや終末期医療……。医師として長く臨床をしていく上で、大切なことがたくさん詰まっています。これほどの全人医療を教わる機会はなかなかありません。若手の頃に患者さんに向き合って真摯に診療することで、専門分野に進んでからも必ず役に立つものです。

　私たちは卒後まだ何もわからないときから、淀川キリスト教病院の呼吸器内科で、育てていただきました。誤嚥性肺炎の患者さんを主治医として受け持ち、熱意溢れる多職種の方々による全人医療を目の当たりにしました。この初めの5年間で教わったことを基盤に、嚥下やリハビリの診療を学んできた吉松と、感染症領域で修練を積んだ山入が力を合わせ、2021年に一冊の本となりました。

　そして本書の公開後、予想を超える方々がお手に取ってくださり、診療場面で活用いただいている様子や、新たな疑問をお寄せくださいました。またこの間に、誤嚥性肺炎に関するエビデンスが急増するとともに、「成人肺炎診療ガイドライン2024」や「在宅における末期認知症の肺炎の診療と緩和ケアの指針」が公開され、筆者もこれらに携わってきました。そこで今回、新たな疑問を追加する形で、大きく改訂する運びとなりました。皆さま方のお声で本書がこうして改訂を遂げ、筆者冥利に尽きる思いです。誤嚥性肺炎の診療で抱く疑問を、少しでも解決へ導く道しるべとなることを願っております。

2025年2月
吉松由貴、山入和志

目 次

推薦のことば ii
はじめに（改訂に際して）... iv

第1章　誤嚥性肺炎かなと思ったら（外来編） 1

Q01　そもそも誤嚥性肺炎って? 2
誤嚥性肺炎の定義はなぜ難しい／誤嚥性肺炎は、区別しなければならないのか／病名ではなく、患者さんをみて診療する

Q02　誤嚥性肺炎と誤嚥性肺臓炎の区別は? 5
発症する背景の違い／誤嚥性肺臓炎では抗菌薬は不要?

Q03　胸部CTは必要? 8
胸部CT検査を行う目的を明確に／誤嚥性肺炎と紛らわしい疾患を見逃さないように

Q04　鑑別疾患は? 12
咳や熱をきたす疾患／呼吸不全をきたす疾患肺に異常陰影をきたす疾患／発熱をきたし、誤嚥性肺炎の治療で改善してしまう疾患

Q05　外来での原因精査は必要? 15
緊急性の高い病態を見逃さないために／嘔吐があった場合にはその原因検索を／お薬手帳を確認し、薬の調整歴を聴取

Q06　グラム染色は必要? 18
喀痰グラム染色の特性を理解しよう／誤嚥性肺炎におけるグラム染色の意義／他

Q07　血液培養は必要? 21
誤嚥性肺炎で血液培養は必要ない?

Q08　迅速検査は必要? 23
尿中抗原検査／遺伝子検査（LAMP法）／マルチプレックスPCR検査（mPCR）

Q09　入院適応は? 26
入院の判断に用いられる客観的指標とその限界／入院しなければ、できないこと／すぐに決断することが難しいとき

Q10　外来ではどのような面談が必要? 30
外来での病状説明でできる配慮／侵襲的な処置の希望

Q11　外来治療の際の抗菌薬選択のポイントは? 33
基本はアモキシシリン・クラブラン酸／アモキシシリン・クラブラン酸が使えないとき

Q12　外来治療でできる指導やサポートは? 35
無理をしない食事と飲水／無理をしない服薬／想定される経過や相談先を記載する

第2章　入院で受け持つことになったら（病棟編1） …… 37

Q13　病歴聴取や身体診察で、気を付けることは？ …… 38
多面的に情報を集めよう／狙いを定めた身体診察をしよう

Q14　誤嚥の原因の調べ方は？ …… 42
誤嚥性肺炎の原因疾患を、見逃さないために／五期モデルで考える誤嚥性肺炎の原因／臓器別に考える誤嚥性肺炎の原因／医原性の誤嚥性肺炎／もれなく評価するために：チェックリストの活用

Q15　神経疾患の対応は？ …… 49
食事場面を、先行期から注意深く観察／誤嚥予防を念頭にした原疾患治療／併発しやすい誤嚥の原因／原疾患と進行度に応じた意思決定支援

Q16　消化器疾患の対応は？ …… 52
食道期を意識した生活指導を／薬物治療、外科的治療も念頭に

Q17　呼吸器疾患の対応は？ …… 54
急性期にはまず呼吸を整えることから／慢性期には原疾患の治療を強化

Q18　サルコペニアの対応は？ …… 56
状態に適した栄養療法とリハビリテーションを／介入の是非を評価しつづける

Q19　薬剤性の誤嚥の対応は？ …… 59
誤嚥性肺炎を起こしやすくする薬を知る／誤嚥性肺炎のリスクになっているかどうかの判断基準／誤嚥性肺炎における減量や中止の方法／中止して終わりではない、継続的な診療

Q20　入院治療の際の抗菌薬選択のポイントは？ …… 63
嫌気性菌カバーは必要？／広域抗菌薬は必要？

Q21　はじめの指示の出し方は？ …… 68
安静度：離床も治療の一つ／体位ドレナージ：褥瘡予防と混同しない／酸素化：高ければよいわけではない／口腔ケア：初日から少しずつ、保湿もしっかりと

Q22　はじめは絶食？ …… 71
治療であり訓練でもある、経口摂取の継続／それでも、どうしても絶食が必要なとき／絶食が不要な、ほとんどの症例／入院時の習慣にしておきたい、簡単な嚥下評価

Q23　薬だけ続けていい？ …… 75
「絶食、内服時のみ飲水可」の指示に秘めた矛盾／それでもなお、必要な内服薬であるか／それでもなお、絶食が必要な嚥下機能であるか／「とろみ水で内服」や「粉砕」の落とし穴／安全に服薬してもらうために：飲み方の工夫／安全に服薬してもらうために：処方の工夫

Q24　口腔ケアのコツは？ …… 80
口腔ケアは、なぜ嫌がられるのか／声かけと姿勢作りから始まる口腔ケア／保湿に始まり、保湿に終わる／開口してくれないとき／苦痛になりやすいところを抑えた対策／忘れてはいけない、義歯のケア／困ったときは、早めに相談を

Q25 吸引の目安や、排痰のコツは? ……… 85
吸引は第一選択ではなく、最後の手段／痰を喀出させる4つの要素と、それぞれへの介入／
どうしても吸引が必要なとき／吸引の、よくある誤解

Q26 呼吸リハビリテーションは、いつ行う? ……… 90
リハビリを依頼する前に：心構え／呼吸理学療法：運動療法を行える呼吸状態に／
早期離床と運動療法：元気に帰るために／訓練効果を最大化するために：他職種にできること

Q27 不穏時の鎮静や抑制は、やむを得ない? ……… 93
なぜ不穏なのか？ 原因を探る努力を／鎮静や抑制は、なぜよくないのか／
鎮静や抑制がどうしても必要なとき

Q28 STの介入は、いつ依頼する? ……… 96
STに依頼するための、前提条件／STに何を相談したいかを明確に／
嚥下評価や嚥下食の必要性を、患者さん本人に伝えよう／患者さんやご家族の意向を共有しよう／
嚥下の専門家：摂食・嚥下障害看護認定看護師／日常生活を訓練に

Q29 食上げはいつ、どのようにする? ……… 100
はじめの食形態／食事をただみるだけではない、観察のポイント／食形態の段階的アップの基準／
食形態の段階的アップの方法／食形態を上げ下げする目安

Q30 むせない誤嚥は、どうみつける? ……… 105
「むせる」の意味すること／「むせない誤嚥」とは／「むせない誤嚥」のみつけ方／
「むせない誤嚥」の防ぎ方／誤嚥をしても、肺炎にならないように

Q31 嚥下内視鏡や嚥下造影はいつ行う? ……… 109
誤嚥の証明で終わらない：診断的評価と治療的評価／
検査はあくまでも検査：実生活に即した評価を／嚥下内視鏡／嚥下造影／嚥下エコー

Q32 胃管やCVはいつ使う? ……… 115
栄養療法は治療の一部／現状と目標に応じて、必要な栄養摂取量を判断する／
経口摂取を1日も早く、少しでも多く取り入れよう／3日間食べられそうにないときは、胃管を入れる／
3日間消化管を使えそうにないときは、CVカテーテルを入れる／苦痛をきたしにくい胃管の入れ方／
合併症を起こしにくい胃管の管理／メリハリのある使用を

Q33 気管切開があっても食べられる? ……… 120
気管カニューレやカフは、気道分泌物を増やす／気管カニューレは、嚥下にも不利に働く／
気になるカフ圧の調整／経口摂取に向けて、気管切開のウィーニングを／
気管切開があっても行える嚥下訓練／声が出る喜びを取り戻す「送気訓練」

Q34 算定できる加算は? ……… 125
リハビリテーション・栄養・口腔連携体制加算／摂食機能療法／摂食嚥下機能回復体制加算／
周術期等口腔機能管理料

第3章 入院の診療がうまくいかないとき(病棟編2) ……………… 129

Q35 食べてくれないとき、どうする? ……………………………… 130
食欲低下をきたす疾患を見逃していないか／食べられる口になっているか／
食欲をそそる食事であるか／食欲を落とさない環境であるか／食べない患者さんのゆくえ

Q36 とろみを嫌がられるとき、どうする? …………………………… 134
まずは、とろみの必要性を再評価するところから／段階的にとろみをなくす方法：LIP／
とろみを飲みやすくする工夫／とろみを使わずに、安全に飲水する方法／患者さんの価値観

Q37 培養での検出菌の評価は? ……………………………………… 138
検出菌と原因菌の違い／菌種による違い／血液培養陽性の場合は感染源を再考する

Q38 治療効果判定はいつ、どのようにする? ………………………… 142
臓器特異的な指標を意識する

Q39 熱が再燃したら、広域抗菌薬に変更する? …………………… 144
発熱の原因を突き詰める／どの抗菌薬に変更する?

Q40 また誤嚥してしまったので、絶食? …………………………… 147
誤嚥をした原因をとことん探る／誤嚥から肺炎に至った原因を探る／
絶食以外の選択肢を、多職種で考える／それでも絶食が必要なとき

Q41 誤嚥性肺炎を予防する薬は? …………………………………… 151
薬での誤嚥性肺炎の予防を考える前に／嚥下機能を改善させうる薬／
上部消化管逆流を改善させる薬／気道感染を予防する薬

Q42 胃瘻やCVポート、誤嚥防止術の適応は? …………………… 156
まず知っておきたいガイドラインの推奨／胃瘻の考え方／中心静脈ポートの考え方／
誤嚥防止術の考え方／大前提は本人の意思

Q43 酸素が切れないとき、どうしたらよいでしょうか ……………… 161
SpO2低下の原因を突き詰める／酸素療法の功罪

Q44 職種間のズレは、どうすればよい? …………………………… 164
誤嚥性肺炎の診療で感じやすいズレとその原因／
誤嚥性肺炎の「病の軌跡」(illness trajectory)を描く／病期をチームで共有する／
病期にふさわしい診療を心がける

Q45 入院中の面談で気を付けることは? …………………………… 167
段階を踏んで／退院後の生き方を考える

第4章 退院に向けて（退院支援・地域連携編） — 171

Q46 退院か、転院か？ — 172
転院先をもっと知ろう／退院先をもっと知ろう／最も大切にしたい、患者さんの希望／ないがしろにしたくない、ご家族の意向

Q47 転院が不安といわれたら？ — 176
急性期病院としての役割を果たす／不安の原因を探る

Q48 診療情報提供書の書き方は？ — 178
多職種の読み手を想定する／書き忘れやすい、大切なこと／誤嚥性肺炎の診療情報提供書チェックリスト

Q49 退院時の食事指導は？ — 182
指導内容には優先順位をつけて、柔軟に組み立てる／入院中の指導のひと工夫／退院後につながっていく指導の工夫／市販品の活用

Q50 受診の目安や、地域との連携は？ — 186
受診の目安や、地域との連携は？／不調時の対応を決めておこう／緊急性の高い症状を伝えよう／慢性期疾患の視点を共有しよう／日誌やアクションプラン、嚥下パスポートの活用

Q51 誤嚥しやすい患者さんを外来でみるには？ — 190
肺炎を予防し、早めに治療するために／他職種の視点を役立てる／高齢者を地域でみる：MMIの活用

Q52 家でもできる評価や訓練は？ — 193
食事場面の観察は、立派な嚥下評価／生活を訓練にしよう

Q53 肺炎球菌ワクチンの効果は？ — 197
推奨される肺炎球菌ワクチンの変化／

Q54 ウイルスに対するワクチンはいつ誰に接種する？ — 200
インフルエンザワクチン／COVID-19ワクチン／RSウイルスワクチン／

第5章 どうしてもよくならないとき（緩和ケア編） — 203

Q55 嚥下機能がよくなるかどうかの見極めは？ — 204
嚥下機能が、なぜ悪いのか／嚥下機能の、どこが悪いのか／期間を決めて、客観的に評価する／患者さんの意欲や、地域の医療資源も重要

Q56 ご家族に納得してもらうには？ — 207
試行錯誤の道のりを、ともに歩む／食べられない理由が、食欲や食物認知にあるとき／食べられない理由が、誤嚥のとき／ご家族の真意に、耳を澄ませよう

Q57 「死んでもいいから食べたい」といわれたら？ — 212
まず患者さんの真意を知るところから／誤嚥のリスクがあるときの経口摂取にまつわる葛藤／経口摂取をすることが真意であるならば

Q58 生命予後の予測方法は? ——— 216
「今回、退院できますか」／「退院後、どれぐらい生きられますか」

Q59 痰絡みなど、つらい症状を緩和するには? ——— 219
肺炎の症状緩和を難しくさせるもの／苦痛をかえって増やさないように／咳や痰絡みを和らげるには／呼吸困難を和らげるには

Q60 ご家族のケアは? ——— 224
大切な人が誤嚥性肺炎になるということ／ケアをするチームの一員としてのご家族を支える／ケアをされる側としてのご家族を支える

第6章 もっと学びたいと思ったら（番外編） ——— 229

Q61 誤嚥性肺炎の診療の必須項目は? ——— 230
Q62 誤嚥性肺炎の診療について教育する方法は? ——— 232
Q63 多職種連携のコツは? ——— 234
Q64 誤嚥性肺炎の診療で、プロカルシトニンは使用しますか? ——— 235
Q65 誤嚥性肺炎における抗菌薬の適正使用とは? ——— 236
Q66 外来でサッと嚥下評価を行うには? ——— 238
Q67 栄養剤を美味しく飲んでもらうには? ——— 240
Q68 「ビールを飲みたい」といわれたら? ——— 241
Q69 肺炎を繰り返す患者さん、海外ではどうしている? ——— 242
Q70 肺炎を「治療しない選択肢」とは? ——— 243

ひとやすみ
食事指導を守れず誤嚥したと思ったら／急な体調の変化も地域で診ていくための英国の体制／大人しい患者さんだなと思っていたら……／感染症診療と誤嚥性肺炎／J-Oslerと誤嚥性肺炎／地域へバトンをつなぐ、退院前ST訪問／主治医からみた、誤嚥性肺炎／誤嚥性肺炎から学ぶ緩和ケア／呼吸器内科に進んだ道／誤嚥性肺炎を家で診る／ガイドライン改訂を経験して

索引 ——— 245
プロフィール ——— 249

第1章
誤嚥性肺炎かなと思ったら（外来編）

誤嚥性肺炎かもしれないと思う場面に、よく出合います。では、こうしたときにどのように診断しているでしょうか。培養検査や他疾患の除外は、どこまで行う必要があるのでしょうか。初期治療に用いる抗菌薬は、どう選択するのでしょうか。病状説明や治療方針の相談は、どのようにするとわかりやすいのでしょうか。時間が限られている外来では、あまり踏み込めないことが多いかもしれません。しかし、少し機転を利かせるだけで、入院診療がぐっと行いやすくなります。病棟での主治医が決まるまでは、外来担当医が主治医です。よいスタートを切れるよう、外来診療のひと工夫を知っておきましょう。

誤嚥性肺炎かなと思ったら外来ですること

	チェックリスト	関連項目
診断	□定義	**Q1**, Q2
	□病歴聴取	Q2, **Q4**, Q5
	□診察	Q2, **Q4**, Q5
	□画像検査	**Q3**, Q4
	□微生物検査	**Q6**, **Q7**, Q8
	□鑑別疾患	**Q2**, Q4
	□誤嚥の原因精査	Q5
方針	□入院適応の判断	**Q9**, Q10
	□病状説明	Q10
	□意思決定支援	Q10
	□抗菌薬選択	Q11
	□外来での支持療法	Q12

そもそも誤嚥性肺炎って？

救急外来で肺炎を診断することが多いのですが、何をもって誤嚥性肺炎と判断するのかがわかりません。日頃からむせているかどうかを根拠にしていますが、定義や見分け方はありますか。

（1年目研修医）

　誤嚥性肺炎は研修中にも頻繁に出合いますね。研修医を悩ませてしまう一因が、疾患概念の不確かさです。期待しているほどはっきりとは、基準が定まっていません。しかし、医療の目的は必ずしもはっきりとした病名を定めることではなく、患者さんに必要な診療が行われることです。区別が難しい中でも質の高いケアをするには、どうみていくとよいのでしょうか。

誤嚥性肺炎の定義はなぜ難しい

　誤嚥性肺炎といっても、見方によって想定する病態が異なります。日本では、加齢に伴い嚥下機能や咳反射が低下するという観点から、微量誤嚥によって起こる生理的な現象としての嚥下性肺炎が初めに提唱されました。脳卒中や長期臥床など、誤嚥のリスク因子がわかってくるとともに、これらが肺炎のガイドラインにも掲載されるようになりました[1]。しかし未だに診断基準は統一されておらず、学会や文献によって異なります[2]。欧米諸国では頭頸部癌や脳卒中に伴う明らかな誤嚥の際は誤嚥性肺炎として扱い、認知症や老衰に伴うものは嚥下訓練などの積極的介入の対象とはとらえないという、文化の違いも関係しています。

また、**むせたからといって、誤嚥性肺炎が生じるとは限りません**。飲み込むときに咳が出るのは、嚥下に問題があるかもしれません。けれど、むせたというだけでは、食物が気管まで侵入したかどうかや、むせたことでうまく喀出できたかどうかまでは、わかりません。逆に、感覚低下に伴い、むせずに誤嚥をしてしまう不顕性誤嚥こそ、肺炎を起こすのです。日常診療で拠り所にしがちな「むせるかどうかの聴取」は、必要な問診ではありますが、実は誤嚥性肺炎を区別する根拠には不十分です。

　現状では、ガイドラインでも紹介されているリスク因子（**Q14**、p.42へ）を丁寧に検討しながら、嚥下機能や喀出力も踏まえて総合的に判断しています。救急外来ではっきり診断するのは、なかなか難しいですね。

誤嚥性肺炎は、区別しなければならないのか

　では、誤嚥性肺炎とそうでない肺炎は、何のために区別するのでしょうか。絶食にするかどうかの判断のため？　それなら、嚥下評価をしましょう。抗菌薬選択のため？　それは口腔内の状態や過去の検出菌、併存症や入院歴を確認しましょう（**Q20**、p.63へ）。

　入院となる肺炎のうち誤嚥性肺炎の占める割合は、年齢とともに増えます[3]。60歳を超えると、誤嚥性肺炎は「年齢パーセント」と私は解釈しています。つまり肺炎で入院する70歳の方の70％は、誤嚥性肺炎です。90歳であれば90％が誤嚥性肺炎と考えて、大きなズレはありません。高齢者では、誤嚥性ではない肺炎のほうが珍しいのです。誤嚥性肺炎なのに「誤嚥性肺炎ではない」としてしまうと、どうなるでしょう。必要な嚥下評価が行われず、誤嚥の予防策も検討されないので、肺炎を再発してしまいます[4]。逆に、何でも「誤嚥性肺炎だ」とした場合はどうでしょうか。反射的にとろみや絶食を指示してしまうのは問題ですが、そうではなく、嚥下評価を行い、誤嚥のリスク因子を丁寧に考えるきっかけにするのです。安全そうとわかれば制限を避けられますし、リスク因子がみつかれば、治療や予防につながるかもしれません。**高齢者の肺炎は、まずは誤嚥性肺炎かもしれないという姿勢で診療**します[4]。

病名ではなく、患者さんをみて診療する

「誤嚥性肺炎だから絶食とユナシン®」などと、病名だけで診療が決まるわけではありません。目の前にいる患者さんが唾液を嚥下できているか、痰を出せているか、覚醒度や呼吸状態はどうか。診断を焦らず、現在の症状や機能をみて、ふさわしい診療を行います。逆に、肺炎ではなく心不全やCOPD憎悪の患者さんでも、頻呼吸のため誤嚥しやすいので嚥下評価を行い、一時的に水分にとろみをつけたり、絶食にしたりすることもあります。

誤嚥性肺炎であるかどうかを区別することは、想像以上に難しいのです。この本では、**誤嚥性肺炎かもしれないと意識する**と、肺炎の診療にぐっと深みが出るということを、お伝えできればと思います。

> **まとめ**
>
> 誤嚥性肺炎であるかどうかは、誤嚥や肺炎のリスク因子、嚥下機能などを踏まえて、総合的に判断します。救急外来で区別することは難しいものです。高齢者肺炎はまず誤嚥性肺炎と認識して、丁寧に評価しましょう。

(吉松)

[参考文献]
1) 日本呼吸器学会, 他編. 成人肺炎診療ガイドライン2024.
2) Yoshimatsu Y, et al. The diagnosis of aspiration pneumonia in older persons: a systematic review. Eur Geriatr Med. 2022; 13: 1071-1080.
3) Teramoto S, et al. High incidence of aspiration pneumonia in community- and hospital-acquired pneumonia in hospitalized patients: A multicenter, prospective study in Japan. J Am Geriatr Soc. 2008; 56: 577-579.
4) Yoshimatsu Y, et al. A Paradigm Shift in the Diagnosis of Aspiration Pneumonia in Older Adults. J Clin Med. 2022; 11: 5214.

誤嚥性肺炎と誤嚥性肺臓炎の区別は？

誤嚥性肺臓炎では抗菌薬は不要と聞いたことがあります。誤嚥性肺臓炎と誤嚥性肺炎の違い、また抗菌薬の要否などを見分けるポイントはありますか。

（2年目研修医）

　名前の似たこの二つの病態を見分けることで治療や予防にもつながります。両者の違いを一度整理して考えていきましょう。

発症する背景の違い

　大きく分けると胃内容物などの大量誤嚥による化学性肺炎が「誤嚥性肺臓炎」であり、口腔内微生物などの少量誤嚥（多くは不顕性）が原因であるものが「誤嚥性肺炎」です。両者を合わせて「誤嚥性肺炎」と呼ぶことも多いです。

　誤嚥性肺臓炎は、主病態が化学性肺炎であるために、抗菌薬は不要とされ、誤嚥性肺炎は、口腔内細菌が肺内で増殖することで起こる細菌感染のために、抗菌薬が必要とされます。若年者のけいれん発作、消化管内視鏡、急性アルコール中毒、薬物中毒に伴う誤嚥などは誤嚥性肺臓炎と考えられ、「メンデルソン症候群」とも表現されます。また高齢者においても、消化管閉塞がある場合での嘔吐後の誤嚥や、咳嗽とともに経腸栄養や食物残渣が吸引されてくるなどの所見があった場合には、誤嚥性肺臓炎の可能性が考えられます。一方、食事時にむせていたかもしれないという情報があったときは、どちらに

分類するかは難しいところですが、呼吸状態悪化前の明らかな大量誤嚥のエピソードがない場合は、誤嚥性肺炎と考えたほうがよいでしょう。高齢者肺炎として、臨床でも多く出合うのは誤嚥性肺炎のほうです。

誤嚥性肺臓炎では抗菌薬は不要？

　誤嚥性肺炎と誤嚥性肺臓炎の違いについて述べましたが、臨床はそこまではっきりと分けられるものではありません。胃内容物の明らかな誤嚥エピソードがあったとしても、口腔内が汚染されている場合には胃内容物と同時に、口腔内の多量の細菌も肺内に運ばれていきます。そして、化学性肺炎を起こした場所に二次的に細菌感染を起こす危険性もあります。

　しかし、「念のための抗菌薬」には害もあることを忘れてはいけません。誤嚥性肺臓炎に対して抗菌薬投与を行い Clostridioides difficile 感染症から死亡した症例をもとに、誤嚥性肺臓炎に対して安易に抗菌薬を投与することは慎むべきという報告[1]もあり、またもちろん、そのほかの副作用や耐性菌が発生するリスクもあります。抗菌薬を投与するかどうかは慎重に検討するようにしましょう。

　誤嚥性肺臓炎と考えられる臨床経過があった場合に、もともと口腔内汚染があったかどうか、誤嚥性肺炎を併発していないかどうかなどを考慮しつつ、呼吸状態に余裕があり、免疫抑制状態にない場合には、まずは抗菌薬投与を行わないことを考えましょう[2]。基礎疾患のない若年者の一過性意識障害に伴う肺炎のように誤嚥性肺臓炎に典型的な症例では、抗菌薬を投与せずに経過をみることを考えてよいでしょう。また、高齢者の誤嚥性肺炎で入院中に、食事や飲水時にむせこみがあり、翌日に発熱や軽度の炎症反応上昇がみられることがあります。こういった場合も入院中に口腔ケアがしっかりなされている場合では、誤嚥性肺臓炎の要素が強い可能性もあり、呼吸状態や全身状態を慎重にみつつ抗菌薬投与（ましてや広域抗菌薬に変更など）を保留することが許容されると考えます。

　誤嚥性肺臓炎は比較的早期に臨床状態がよくなることが特徴です。悩んだ

末に、鑑別が困難で、抗菌薬を投与するという決断をした場合にも、臨床経過が順調で膿瘍形成などなければ、長くても5〜7日で抗菌薬を終了するようにしましょう。

しかし、一部の症例では誤嚥性肺臓炎を契機にARDS（acute respiratory distress syndrome：急性呼吸窮迫症候群）に至り、呼吸状態の悪化、発熱が長期にわたる場合もあります。この場合は、肺炎・敗血症と診断初期に鑑別は容易でもなく、各種培養検査と合わせて、臨床経過を細やかにみて判断していく必要があります。

誤嚥性肺炎か非誤嚥性肺炎かという区別と同様に、誤嚥性肺炎か誤嚥性肺臓炎かという区別も、初療時にはっきりと区別できないことも往々にしてあります。いずれの場合も、病歴や身体所見、検査所見を総合的にみてどちらがより臨床的に合致するか（またどちらとして治療することが最善であるか）を判断するとともに、診断を常に客観的に振り返り、経過により柔軟に判断する姿勢が大切になります。

誤嚥性肺炎と誤嚥性肺臓炎は、発症の経過や基礎の状態から区別します。誤嚥性肺臓炎と考えられる場合には、抗菌薬が必要かどうか慎重に検討すべきです。抗菌薬投与を決断した場合にも、臨床経過を細やかにみて抗菌薬継続が必要か検討しましょう。

（山入）

［参考文献］
1) Joundi RA, et al. Antibiotics "just-in-case" in a patient with aspiration pneumonitis. JAMA Intern Med. 2015; 175: 489-490.
2) Mandell LA, et al. Aspiration Pneumonia. N Engl J Med. 2019; 380: 651-663.

胸部CTは必要？

胸部X線検査で誤嚥性肺炎と診断できることもあると思いますが、毎回、胸部CT検査は必要でしょうか？ また、誤嚥性肺炎はそうでない肺炎と比べて、画像所見の特徴はありますか？
（1年目研修医）

　誤嚥性肺炎を疑った際にルーティンにCTを撮るのではなく、CT検査を行う症例ではその目的を明確にできるようにしましょう。

　2017年の成人肺炎診療ガイドラインではクリニカルクエスチョンで挙げられ、市中肺炎（CAP）についての診断で胸部X線検査所見をもとにCAPが疑われる患者に対してルーティンに胸部CT検査を行わないことが推奨されています。肺炎診療における胸部CT検査の意義自体が否定されているわけではなく、習慣的に行うことのデメリット（被曝・医療費）を勘案して、CAPに毎回は行わない推奨となっています。では、誤嚥性肺炎が疑われる症例〔多くは医療・介護関連肺炎（NHCAP）や院内肺炎（HAP）〕は、どう考えていくのがよいのでしょうか。

胸部CT検査を行う目的を明確に

　誤嚥性肺炎の画像の特徴として、解剖学的に右下肺野背側に陰影が生じることが多いです（図1）。しかし、当然左側に誤嚥性肺炎が起きることもままありますし、臥床期間が長い場合は、上肺野にも病変が広がることもあるので注意しましょう[1]。

誤嚥性肺炎の診断において、胸部CT検査を行うメリットとしては、二つあると考えます。一つは、**胸部X線検査でみつけにくい肺炎を発見する**ことができる点です。胸部X線検査も呼吸不全がある症例や、高齢者では仰臥位での撮影となる場合には心陰影にかぶる部分や横隔膜付近などでは判定できないこともままあります。日本からの報告でも、高齢者肺炎の9.4%[2]、28.4%[3]が胸部X線では、診断が困難であったとされています。もう一つのメリットは**肺膿瘍や膿胸の存在を確認できることです**。肺化膿症や膿胸があると治療期間の延長やドレナージの必要性を検討することになります。また、近年では、肺化膿症や膿胸があるかで嫌気性菌カバーを行うかどうかを決定することも推奨されています（Q20, p.63へ）。

　救急外来などで、初診患者で急性呼吸不全を呈する高齢者を診療する場合には、簡単に誤嚥性肺炎と決めつけず、胸部X線検査の限界を理解したうえでCT検査を検討してよいと思います。CT検査によって、食道がんや食道裂孔ヘルニアなど、誤嚥の原因が明らかになる症例もあります。

　誤嚥性肺炎を繰り返す患者さんに胸部X線検査のみで初期診断することは問題ないと思いますが、繰り返していることがバイアスとなり、他疾患の診断の遅れにならないように丁寧に診察して経過をみることが重要です。また、同じ部位に肺炎を繰り返す場合、腫瘍などによる閉塞や解剖学的異常などがないか胸部CTでチェックすることも考えましょう。

図1 胸部X線検査でわかりにくい誤嚥性肺炎

誤嚥性肺炎と紛らわしい疾患を見逃さないように

　救急外来で肺炎と診断された患者さんのうち、入院後に肺炎ではないこと

が判明した（あるいは肺癌など別の胸部疾患の合併が判明した）症例は、報告にもよりますが3～4割から半数近くにも及びます[4,5]。画像所見が誤嚥性肺炎と紛らわしい疾患として挙げられるのは、**肺結核、肺塞栓症、肺癌**です。肺結核は典型的には肺尖部に病変が生じますが、下葉の頭側（S6）に病変がある場合や、肺底部に結核性肺炎を生じることもあります（図2）[6]。私は、結核罹患率の高い大阪での勤務がほとんどのため、高齢者肺炎の初診時には喀痰抗酸菌検査を提出することが多いです。

肺塞栓症は胸膜直下に浸潤影をきたすことがあり、単純CTで肺炎と診断されることがあります。陰影に比して呼吸不全が高度である場合などは造影CT検査も検討しましょう。

肺癌は、下葉浸潤影全体が浸潤性粘液性肺腺癌である場合や、肺癌による閉塞性肺炎などではないかという視点でチェックしていく必要があります。

初診時に胸部X線で誤嚥性肺炎と診断した場合にも、経過をみて上記との鑑別に悩むときには胸部CT検査を行うようにしましょう（図3）[7]。

図2 誤嚥性肺炎と紛らわしい肺結核

（尾形英雄．肺結核の画像診断．医学のあゆみ．2022；280：611-619．図13Bより転載）

図3 誤嚥性肺炎と紛らわしい肺癌（浸潤性粘液性肺腺癌）

（鈴木一廣，他．基礎から学ぶ肺癌診断 粘液性腺癌の診断．画像診断．2020；40：422-428．図1、図2Aより転載）

　肺炎で胸部CTを反射的に撮ることは推奨されませんが、胸部X線でわかりにくい肺炎、肺膿瘍や膿胸、肺癌・結核・肺塞栓などを発見するためにCTは有用です。

（山入）

[参考文献]

1) Komiya K, et al. Computed tomography findings of aspiration pneumonia in 53 patients. Geriatr Gerontol Int. 2013; 13: 580-585.
2) Haga T, et al. Computed Tomography for the Diagnosis and Evaluation of the Severity of Community-acquired Pneumonia in the Elderly. Intern Med. 2016; 55: 437-441.
3) Miyashita N, et al. Detection failure rate of chest radiography for the identification of nursing and healthcare-associated pneumonia. J Infect Chemother. 2015; 21: 492-496.
4) Chandra A. A multicenter analysis of the ED diagnosis of pneumonia, 2010.
5) Yoshimatsu Y, et al. A paradigm shift in the diagnosis of aspiration pneumonia in older adults. J Clin Med. 2022; 11: 5214.
6) 尾形英雄．肺結核の画像診断．医学のあゆみ．2022；280：611-619．図13B．
7) 鈴木一廣，他．基礎から学ぶ肺癌診断 粘液性腺癌の診断．画像診断．2020；40：422-428．図1、図2A．

鑑別疾患は？

救急外来で高齢者の誤嚥性肺炎を頻繁にみますが、本当に誤嚥性肺炎でいいのか心配になることがあります。間違えやすい肺疾患や、気を付けておく鑑別はありますか。

（3年目救急専攻医）

　誤嚥性肺炎は高齢者で頻度の高い疾患ですが、「ごみ箱診断」にならないよう注意が必要です。肺炎と診断された患者さんのうち3～4割は後に診断が変わったという報告もあります[1,2]。他疾患の診断が遅れると、患者さんの予後に影響を及ぼすだけでなく、結核などは周囲への感染リスクも懸念されます。鑑別疾患は次の4つの視点を軸に考えるようにしています。

咳や熱をきたす疾患

　急性の気道感染症状をきたす疾患のうち、新型コロナウイルス感染症、インフルエンザ感染、レジオネラ肺炎、マイコプラズマ肺炎などは**治療および感染拡大防止の観点から、早期に誤嚥とは区別する努力が必要**です。

　また、慢性経過の咳や熱で鑑別すべきは、結核です。高齢者で発症しやすく、湿性咳嗽や微熱、肺の陰影がみられ、抗菌薬により一時的によくなることも、誤嚥性肺炎と似ています。特にキノロン系抗菌薬は、結核の治療薬でもあります。結核診断前に投与されると、喀痰検査の陽性率が7割低下し、診断が1か月遅れ、死亡率は7倍にも上るとされています[3,4]。気道感染では、結核を否定できない限りキノロン系抗菌薬を処方しないのはもちろん、

誤嚥性肺炎を考えるときは、肺結核も疑うようにします。結核といえば右上葉の空洞影や散布影を想起しますが、高齢者や免疫不全者では非典型的な画像所見を示すことも多く、画像だけでは除外できません。喀痰抗酸菌検査を早めに提出しましょう。その他、非結核性抗酸菌症、気管支拡張症、びまん性汎細気管支炎も変動する気道感染徴候を示す点で鑑別を要します。また、肺炎の原因として食道穿孔や気道内異物、腫瘍があるかもしれません。肺膿瘍や膿胸のため炎症が遷延していることもあります。**肺炎を繰り返す場合、一度はCT検査を行い、専門医にも画像を確認してもらいましょう。**

呼吸不全をきたす疾患

　COPD、気管支喘息、気管気管支軟化症、肺水腫などは、慢性的な喘鳴や発作性の悪化をきたします。また、末梢の肺梗塞で呼吸不全や肺の浸潤影がみられることがあります。さらに、器質化肺炎や薬剤性肺障害も、時に誤嚥性肺炎のようにみえることがあります。鑑別が容易に思えるこうした疾患も、高齢者では典型的な症状が出にくく、病歴も聴取しにくいため、診断に難渋することがあります。肺炎であると安易に決めつけず、**一連の病歴や所見が肺炎で本当に合致するかどうか、肺炎の治癒後には気道症状や陰影が消失しているか、**慎重に評価します。

肺に異常陰影をきたす疾患

　繰り返す誤嚥性肺炎と思っていたら、肺門部肺癌による閉塞性肺炎であったということがあります。また、粘液産生腺癌は、画像所見も症状も肺炎と似ており、難治性肺炎として紹介されることがあります。肺炎を繰り返している症例では、罹患後に陰影が消えているのかを振り返ります。改善したようにみえても、実は閉塞性肺炎だけが改善し肺癌が残っているかもしれません。単純CTでは鑑別が難しいこともあるため、造影CTや専門医への相談を検討します。感度は高くないですが、喀痰細胞診を行ってもよいでしょう。

発熱をきたし、誤嚥性肺炎の治療で改善してしまう疾患

　誤嚥しやすい患者さんでは、下葉背側に慢性的な陰影がみられるため、そのときの熱源ではなくても、肺炎と診断されてしまうことがあります。実際には胆嚢炎や胆管炎、腎盂腎炎、虫垂炎、憩室炎が熱源であるということも少なくありません。これらは仮に肺炎と思って抗菌薬治療をしたとしても改善するため、気付かれにくく、結果的に根本的な治療機会を逃して再発しやすくなります。また、高齢者で発症しやすい褥瘡、膿瘍、偽痛風、深部静脈血栓症、腫瘍熱にも注意して、全身を丁寧に診察します。

　誤嚥性肺炎の診断は定義することが難しく、こうした疾患を一つずつ除外していくこともまた、診断の過程において欠かせない視点です。

> **まとめ**
> 肺結核や肺癌など、気道症状や胸部異常陰影をきたす疾患に注意します。特に肺結核は抗菌薬で一時的に改善してしまうことがあるため発見しにくくなります。尿路感染症や胆嚢炎なども鑑別できるよう、系統立てた丁寧な病歴聴取と診察を心がけます。

(吉松)

[参考文献]
1) Chandra A, et al. A multicenter analysis of the ED diagnosis of pneumonia. Am J Emerg Med. 2010; 28: 862-865.
2) Yoshimatsu Y, et al. A Paradigm Shift in the Diagnosis of Aspiration Pneumonia in Older Adults. J Clin Med. 2022; 11: 5214.
3) Wang J-Y, et al. Empirical treatment with a fluoroquinolone delaysthe treatment for tuberculosis and is associated witha poor prognosis in endemic areas. Thorax. 2006; 61: 903-908.
4) Yoon YS, et al. Impact of fluoroquinolones on the diagnosis of pulmonary tuberculosis initially treated as bacterial pneumonia. Int J Tuberc Lung Dis. 2005; 9: 1215-1219.

外来での原因精査は必要？

外来や救急当直で誤嚥性肺炎を診断したとき、その場で誤嚥の原因まで精査したほうがいいですか？　バタバタするので、入院後に落ち着いてから行うのがいいでしょうか。

（5年目総合診療医）

　忙しい外来で誤嚥性肺炎の診断をしたとき、その場で誤嚥の原因を徹底的に精査することは非現実的です。緊急性のある疾患や、治療方針が変わるものを短時間で見分けられるようにしておくと、有用ですよ。また入院で担当する医師もこれを理解し、入院後に改めて丁寧な病歴聴取と身体診察を行うことを怠らないようにします（**Q13**、p.38へ）。

緊急性の高い病態を見逃さないために

　誤嚥性肺炎の原因のうち、頻度が高く緊急性が高いのが、急性期脳卒中です[1]。特に脳幹の出血や梗塞は、症状がわかりづらく、誤嚥性肺炎で入院後しばらくしてからみつかることがあります[2]。肺炎の患者さんをみた際は胸部の診察だけでなく、構音障害や顔面麻痺、四肢の感覚障害や麻痺などの**神経症状**がないかを確認します。立てる場合は、移乗時などに立位や歩行の安定性も確認します。こちらから聞かないと言わない方も多いため、話し方や食べ方、歩き方に変化がないかを、患者さんや介護者に聞きましょう。

　神経疾患は慢性経過で進行しますが、多系統萎縮症に伴う両側声帯麻痺は気道狭窄をきたすと急変します。誤嚥性肺炎で入院したその夜に、気道閉塞

で緊急挿管を要する症例を時々経験します（声帯運動がもともと低下していたところへ、肺炎による気道分泌物の増加によって、症状が突然悪化するのかもしれません）。**嗄声や吸気性喘鳴**がみられるときは、早急に耳鼻咽喉科医に相談します。初期には夜間の喘鳴から出現するため、夜間の吸気性喘鳴を疑わせる症状がある場合も、慎重なモニタリングと気道確保ができる体制を整えます。注意する症状や緊急時の対応を夜勤の看護師にも周知しておきましょう。

また、**意識障害**も緊急疾患を示唆します。血糖や電解質の異常、痙攣、薬の副作用の可能性も含め、精査を行いましょう。

嘔吐があった場合にはその原因検索を

嘔吐に伴う誤嚥は、嘔吐の原因を治療しなければ入院後も嘔吐を繰り返し、肺炎や原疾患の悪化につながります。胆嚢炎や胆管炎、腎盂腎炎、腸閉塞、急性心筋梗塞などが隠れていることがあるため、嘔吐の鑑別を行います。胸痛や腹部症状、排便状況などを聴取し、腹部も診察します。高齢者の虚血性心疾患では胸部症状を訴えないこともあります。入院時の心電図はただルーチン検査としてではなく、**虚血性変化を意識的に確認**します。肝胆道系酵素の上昇、腹部のガスや不快感が目立つときには、腹部エコーも検討します。

お薬手帳を確認し、薬の調整歴を聴取

薬剤性の意識障害やパーキンソニズムは、誤嚥性肺炎の主要な原因の一つです[1]（**Q14**の表、p.44〜45へ）。抗精神薬や抗認知症薬のほか、メトクロプラミド、スルピリドなどの消化器機能改善薬にも注意が必要です。薬剤歴を聴取する際は、現在処方されている薬剤だけでなく、実際に服用している量や、最近の変更とその変更も確認します。不眠症などのため、以前処方されていた薬や、家族にもらった薬、市販薬を服用していることもあります。薬剤性の症状に対しては、入院時から被疑薬を減量または中止することが誤嚥性肺炎の治療にもなるため、介護者が帰ってしまう前に外来で確認しましょう。

まとめ A

誤嚥性肺炎を疑うときは、脳血管障害や気道狭窄などの緊急疾患の可能性をその場で考えます。意識障害や嘔吐がある場合は、その原因も精査し、誤嚥性肺炎のリスクとなる薬剤は中止を検討します。

（吉松）

［参考文献］
1) Yoshimatsu Y, et al. Careful history taking detects initially unknown underlying causes of aspiration pneumonia. Geriatr Gerontol Int. 2020; 20: 785-790.
2) Yoshimatsu Y, et al. Hemorrhaging from an intramedullary cavernous malformation diagnosed due to recurrent pneumonia and diffuse aspiration bronchiolitis. Intern Med. 2021; 60: 1451-1456.

食事指導を守れず誤嚥したと思ったら……

　ある日、当直をしていると、他院で喉頭癌の手術を受けた患者さんが来院しました。指示された嚥下食を守らずにおでんを食べたところ、むせ込んで呼吸が苦しくなり、誤嚥をしているんじゃないかと不安になったそうです。吸気時の喘鳴があり、CTでは気管に異物が写っています。「かかりつけ医の指示を守っていれば……」と思いながら気管支鏡で観察すると、驚きました。気管にみられたのは食塊ではなく、気管切開孔を閉鎖後の肉芽だったのです。確かにCTでみられる異物は辺縁がつるっとしており、腹側に付着しています。よく聞くと、症状は突然ではなく、術後から徐々に出てきていたようです。先入観をもたず、丁寧に病歴を聞くことの大切さは、強調してもしきれません。

（吉松）

グラム染色は必要？

肺炎診療では喀痰のグラム染色が大事と教わりました。でも誤嚥性肺炎ではどこまで役に立つのかなと思います。誤嚥性肺炎のグラム染色の特徴や、原因菌について教えてください。

（1年目研修医）

　グラム染色は肺炎診療において重要ですが、診療に活かすには、他の検査と同様に、適用と方法をよく理解する必要があります。

　米国のガイドラインでは、重症の場合や、MRSA、緑膿菌の治療を行うか決定するときには推奨されています。

　米国と日本では、グラム染色を行う環境を含めて医療体制が異なるため、日本での肺炎診療にそのまま落とし込むかは議論の余地がありますが、参考にすべき点もあると考えます。グラム染色という武器を臨床で効果的に使用するには、肺炎診療におけるその長所と短所を知ることが大事です。

喀痰グラム染色の特性を理解しよう

　肺炎でのグラム染色検体は主に喀痰であり無菌検体ではないことに注意が必要です。血液や髄液などとは異なり、**グラム染色で菌がみえた、培養で菌が生えたからといって、それが原因菌と決まるわけではありません**。口腔内の唾液をみても口腔内細菌をみているだけになってしまいます。グラム染色、また喀痰培養検査を行うときは、良質な喀痰検体で評価するようにしましょう。喀痰の質を示す客観的指標としてGeckler分類もしくはMiller & Jones分類

誤嚥性肺炎におけるグラム染色の意義

　誤嚥性肺炎に特徴的なグラム染色の所見としては、良質な膿性痰にもかかわらず、polymicrobial patternで原因菌が推定できないことが多いとされています[1]。逆に、臨床的に誤嚥性肺炎を考えていた症例でグラム染色をして、緑膿菌やMRSAの貪食像がみられた場合は、抗菌薬選択に大きな影響を与えます。後述しますが、誤嚥性肺炎が該当することも多いNHCAPにおいて、初期治療で緑膿菌をカバーしないエスカレーション治療を選択する場合には、**喀痰グラム染色でグラム陰性桿菌の貪食像を示唆する所見がないことを確認**することも一つの後押しになります。

グラム染色は簡便だが修練も欠かせない

　グラム染色のハードルを上げたいわけではないのですが、グラム染色の検体処理や評価には、ある程度熟練した者が行う必要があります。評価に悩んだときには積極的に微生物検査室の検査技師に直接質問してみましょう。

　自身で評価できるようになりたい場合は、近年はわかりやすい書籍も多数出ていますし、グラム染色が紹介されているサイト（https://gram-stain.com/）も非常におすすめです（polymicrobial patternも載っていますね。https://gram-stain.com/?p=72）。

　また最近では、ワークショップ型の研修会も増えてきていますので、興味を持たれたら参加して学んでから実臨床に活かすようにしましょう。

感染対策が大前提

　グラム染色は感染症診療の重要な検査の一つとしてこの10年でも浸透してきているように感じますが、ベットサイドでグラム染色を行っている病院に

おいて、感染対策が十分ではないこともあったように思います。グラム染色をもとに感染症診療を行うことの前提として、適切な感染対策を講じていることがあるべきです。COVID-19流行を契機に、院内の様々な場面での感染対策が見直されています。グラム染色に基づいた感染症診療が全国で行われてきている中で、もう一度グラム染色における感染対策について見直しましょう。

> グラム染色は、検体処理・評価を適切に行えば、誤嚥性肺炎においても有用な検査です。緑膿菌やMRSAのカバーを行うかどうかの判断材料の一つに、活用しましょう。

（山入）

[参考文献]

1) Fukuyama H, et al. Validation of sputum Gram stain for treatment of community-acquired pneumonia and healthcare-associated pneumonia: A prospective observational study. BMC Infect Dis. 2014; 14: 534.

血液培養は必要？

抗菌薬による治療を始める前には血液培養を採取するようにと教わりました。でも誤嚥性肺炎では陽性率が低いと聞いたことがあるのですが、全例で必要でしょうか？

（3年目膠原病内科専攻医）

　検査を習慣的に行うことが推奨されているのは限られた場面においてのみです。また、誤嚥性肺炎で入院される方は、様々な背景をもつために、それぞれの検査の意義や侵襲を考えたうえで検査を行うようにしましょう。

誤嚥性肺炎で血液培養は必要ない？

　血液培養について、2017年の日本のガイドライン[1]では、「重症市中肺炎患者の抗菌薬治療開始前に血液培養を行うこと」が推奨されています。2019年のATS & IDSAのガイドラインにおいても、重症市中肺炎患者、MRSA・緑膿菌治療の既往がある患者、過去90日以内に入院で非経口抗菌薬による治療をうけた患者に対して、治療開始前に血液培養検査を行うことが推奨されています。今回の2024年のガイドラインでは、上記を踏まえて、市中肺炎の入院治療にあたっては血液培養を実施するべきであると言及されています。

　一方で、誤嚥性肺炎については血液培養陽性率がより低く、その臨床的意義は低いと考えられています。しかし、それは初診時の誤嚥性肺炎という診断が正しかった場合です。誤嚥性肺炎を初診時に正しく診断することは意外と難しいものです（**Q1**、p.2や**Q4**、p.12へ）。

「嘔吐→誤嚥」のエピソードが明らかな場合でも、嘔吐の原因が尿路感染症や胆道感染症であったとき、血液培養からそのことが判明するケースも多く経験します。また誤嚥性肺炎と最初に診断されていたのに、血液培養結果から最終的に、カテーテル関連血流感染症や感染性心内膜炎の診断に至る症例もまま経験します。そのため、**誤嚥性肺炎であるかどうかを担保する意味**でも、誤嚥性肺炎と診断するときや治療前（特に、敗血症の状態で、広域抗菌薬を投与する前）は、血液培養2セットを積極的に採取すべきと考えます。

　ただ誤嚥性肺炎においても、ルーティンというわけではなく診療の場に応じて、柔軟に対応する必要があります。菌血症の事前確率が高いと考えられる敗血症の状況となっているかどうかを評価するなど、限られた資源の中で、医療の力を最大限にする方法が求められてきています。

　また、終末期や老衰状態と判断され、個人の意思やQOLを考慮した治療やケアを行う段階にある患者さんに、血液培養検査は負担となる可能性もありますので、適応を考えて行うようにしましょう。

誤嚥性肺炎として抗菌薬投与を行う場合は、血液培養2セットと尿中肺炎球菌抗原検査を行うことを推奨しますが、診療の場や物品供給の状況によって柔軟に対応しましょう。

（山入）

［参考文献］
1) 日本呼吸器学会, 他編. 成人肺炎診療ガイドライン2017.
　　https://www.jrs.or.jp/modules/guidelines/index.php?content_id=94（会員のみ閲覧可）
2) Fiumefreddo R, et al. Clinical predictors for Legionella in patients presenting with community-acquired pneumonia to the emergency department. BMC Pulm Med. 2009; 9: 4.

迅速検査は必要?

肺炎の原因微生物の診断には各種の迅速検査がありますが、どのような場面で使えばいいのでしょうか。また誤嚥性肺炎でも必要でしょうか?

(研修医2年目)

尿中抗原検査

　尿中抗原検査は、低侵襲かつ直接的に原因菌を推定できる検査です。高齢者肺炎や誤嚥性肺炎でも、その検査の特性を理解したうえで活用すれば非常に有用です。

[尿中肺炎球菌抗原検査]

　日本のガイドラインでは、CAPの診療においてではありますが、「尿中抗原検査を全例に施行することを弱く推奨する」となっています。またNHCAPや誤嚥性肺炎でも、肺炎球菌が原因菌となる可能性は変わらず高いとされるため、高齢者の誤嚥性肺炎を考える症例でも、尿中肺炎球菌抗原検査を行うことを考えましょう。

　尿中肺炎球菌抗原検査は、感度が十分とはいえませんが、特異度が高い検査であり、**陽性となった場合には、肺炎球菌が原因菌と考えて治療を考慮**することができます。有効な喀痰を得ることが難しく、原因菌を検出することが少ない高齢者肺炎において有用な検査です。ただし、感染後数か月にわたり、莢膜抗原が尿から排出される可能性があること、肺炎球菌ワクチン接種

後やStreptococcus属感染などによる偽陽性の報告があることは念頭に置く必要はあります。

〚 尿中レジオネラ抗原検査 〛

　誤嚥ではレジオネラ肺炎は生じないと考えられるので、誤嚥のエピソードが明らかな場合や軽症の場合には、尿中レジオネラ抗原検査を全例に行う必要はありません。しかし、レジオネラは培養で検出することが困難な微生物で、診断が容易ではありません。治療薬はレボフロキサシンが第一選択になりますが、抗酸菌感染をマスクするために、安易に使いにくいのが現状です。そこで、レジオネラ肺炎かどうかによって治療が変わります。重症例や、高体温・高CRP血症・低Na血症を伴う場合など[1]、レジオネラ肺炎の**事前確率が高いと考えた場合には、検査を検討**すべきと考えます。

　従来の検査法では、レジオネラ・ニューモフィラの血清型1しか検出することができず、感度が低いと指摘されていましたが、2019年に発売されたリボテスト® レジオネラでは、すべての血清型（1～15）が検出可能となっています。自施設で行うことができる検査を調べてみましょう。

遺伝子検査（LAMP法）

　マイコプラズマ肺炎・レジオネラ肺炎の診断は、喀痰LAMP法（マイコプラズマは咽頭ぬぐい液も可）をはじめとする遺伝子検査が普及しています。マイコプラズマは、誤嚥性肺炎を考慮する高齢者では少ないと考えられますが、原稿執筆時の2024年には久々の流行がみられています。

　レジオネラについては、尿中抗原と両方を算定することはできないため、どの検査を行うかは、病院の検査体制を踏まえて検討しましょう。

マルチプレックスPCR検査（mPCR）

　COVID-19流行も契機に、各施設にマルチプレックスPCR検査をできる環

境が以前より整ってきていると思われます。また、2024年のガイドライン改定時にCQが立てられ、「肺炎診療において多項目遺伝子検査を行うこと」が弱く推奨されました。検査によって生命予後の改善までは示されていないものの、原因微生物の同定率や抗菌薬使用率の減少に寄与すると考えられます。COVID-19以前より成人肺炎において一定数いると考えられてきたウイルス性肺炎が明らかになってくることも期待されています。ただし、検査に伴う医療費の問題や、偽陽性の問題などの指摘はあります。どういった患者さんにどの検体・パネルを使うかについても現在は定まってはいません。今後、種々の臨床データや研究をもとに、適応が定まっていくと考えられます。

現在のところは、誤嚥性肺炎の診療において使用する機会は限られているとは考えますが、重症の患者さんや免疫不全のある患者さんにおいては、適応を考えて検討することが重要と考えます。

誤嚥性肺炎の非侵襲的な原因検索として、尿中抗原検査、喀痰LAMP法、マルチプレックスPCR法があります。それぞれの検査の特性を理解したうえで、利用していきましょう。

（山入）

［参考文献］
1) Fiumefreddo R, et al. Clinical predictors for Legionella in patients presenting with community-acquired pneumonia to the emergency department. BMC Pulm Med. 2009; 9: 4.

入院適応は？

誤嚥性肺炎の患者さんの入院適応は、A-DROPなどで判断するといいですか。入院すると弱ってしまう患者さんが多いので、入院させることが正解なのかどうか、いつも悩みます。

（6年目血液内科医）

　誤嚥性肺炎といえば反射的に入院と考えがちですが、入院はよいことばかりではないため、吟味したいところです。環境の変化や臥床傾向になることで活動性や認知機能が低下し、廃用やせん妄をきたしやすくなります。しかし、入院でこそ行える検査や多職種での介入もあります。また、職場で患者さんを診療している私たち医療従事者とは異なり、自宅で24時間**看病をしているご家族の不安や苦労への配慮**も必須です。入院の必要性を客観的に評価し、患者さんの意向や個々の事情に配慮した決断ができるといいですね。

入院の判断に用いられる客観的指標とその限界

　肺炎の重症度判定のため日本で開発されたA-DROPは、治療の場の目安にも使われます（表1）[1]。また、敗血症の可能性をみるSOFAスコアを簡易化したquick SOFAスコアも有用です（表2）[1]。より詳しいPneumonia Severity Index（PSI）は、併存症や診察・検査所見も含めて評価し、70点までが外来治療の目安となります。こうしたスコアは非専門家でも肺炎の重症度を客観的に評価でき、方針を判断する際の一つの材料となります。

表1 A-DROP

Age	男性≧70歳、女性≧75歳
Dehydration	BUN≧21mg/dL または脱水あり
Respiration	SpO₂≦90%（PaO₂≦60Torr）
Orientation	意識変容あり
Pressure	収縮期血圧≦90mmHg

※軽症：該当項目なし、中等症：1～2項目、重症：3項目、超重症：4～5項目（敗血症性ショックがあれば、1項目のみでも超重症）
（日本呼吸器学会成人肺炎診療ガイドライン2024作成委員会．成人肺炎診療ガイドライン2024．p.31より作成）

表2 quick SOFA（qSOFA）スコア

・呼吸数≧22回/分
・意識変容（Glasgow Coma Scale <15）
・収縮期血圧≦100 mmHg

※2点以上で、敗血症が疑われる
（日本呼吸器学会成人肺炎診療ガイドライン2024作成委員会．成人肺炎診療ガイドライン2024．p.31より作成）

　注意したいのは、スコアには患者さんの意向や身体機能、生活状況は反映されないということです。肺炎は軽症でも、認知機能や嚥下機能の観点から服薬が難しく、入院が望ましいかもしれません。あるいは、訪問診療や在宅介護の体制が整っており、状態が悪化しても自宅で看病することをかねてより決めているかもしれません。誤嚥性肺炎においては、**スコアに反映されないこうした要素を取り入れた包括的な判断が重要**になります。

入院しなければ、できないこと

　誤嚥性肺炎の患者さんが入院するかどうかを決めるとき、身体所見や検査結果、スコア、患者さんやご家族の意向や病院の事情など、数々の情報に惑わされることがあります。**「入院しなければできないこと」をはっきりさせる**と、判断しやすくなります。例えば、酸素投与、持続的な輸液や経管栄養、痰吸引などは、一般的には入院診療で行います（在宅医療の体制が充実している場合には、

この限りではありません）。そこで、これらが必要であれば、入院診療を勧めています。帰りたがる患者さんにも「酸素投与が必要なので、今夜は入院したほうがいいですが、酸素が不要になれば早めに帰れるようにしましょう」などと、入院を勧める理由や退院の目安を伝えると、納得されやすくなります。

　逆に、酸素化が保たれており、水分や内服薬を飲むことができ、ある程度自己排痰ができそうで、ご家族や介護者が看病できそうなら、外来治療を検討します。あるいは、病状が悪化しても自宅や施設での緩和的な対応を希望されている場合も同様です。

　このとき、患者さん、ご家族、介護者が顔を合わせて相談すると、納得を得やすいように感じます。特に施設に入所されている場合は、一人の患者さんに多くの時間をかけることや、夜間に症状が悪化した際に受診するのが難しいこともあるため、入院を勧めざるを得ないことがあります。

すぐに決断することが難しいとき

　上のような基準で考えても、決断が難しいときもあるでしょう。そんなときは、**「とりあえずやってみて考える」**という方法もあります。

　例えば、病状が悪化しなければ一両日中に退院するという前提で一旦入院してもらうことはよくあります。肺炎の初期には、病状が悪化する可能性もあるため、軽症と言い切れないときにはこの方法をとるのがより安全です。また、深夜に救急搬送されたときなどは、帰宅することになっても交通手段がない（介護タクシーを手配できない）場合があるため、日中に交通手段や帰宅後の介護者を確保して万全の準備を整えてから帰ってもらうほうが安心です。かかりつけ医や訪問看護師との連携も行いやすいでしょう。

　反対に、一旦自宅療養をしてみて、数日後に受診の予約をとっておき、そのときに改めて相談する方法もあります。ご本人がどうしても帰宅したい場合などは、その場で説得を繰り返すよりも、こうして少し時間を置くことが有用なこともあります。帰宅する際は、病状がすぐれないときや心配事があるときは予約日まで無理に待たず、いつでも連絡するよう伝えましょう。また、

こういった経緯で外来診療を行った際は、次に肺炎になったときを想定して、在宅医療の導入や強化、悪化時の搬送有無などを相談するよい機会です。

肺炎の重症度を客観的に評価するスコアでは、誤嚥性肺炎特有の要素までをみることは困難です。酸素投与、持続的な輸液、痰吸引が必要な場合は入院を検討します。決断が難しい場合は、お試し期間をもつことも選択肢です。

（吉松）

［参考文献］
1) 日本呼吸器学会，他編．成人肺炎診療ガイドライン2024．

急な体調の変化も地域で診ていくための英国の体制

　受診や入院を避けたい患者さん、家で看るのが不安なご家族、急な往診で負担が重なるかかりつけ医……。英国ではこうした悩みを解決するために、高齢者の急な体調の変化に対応する地域ケアチームが院内に設けられています。老年科医、看護師、薬剤師などの多職種で構成され、介護者や訪問看護師からの依頼で訪問します。診察や簡単な検査ののち、そのまま自宅で治療することが多いですが、必要時には適切な医療機関へとつなげます。急な依頼に対応でき、望まない入院の軽減、ご家族や施設職員の安心、かかりつけ医の負担軽減にも一役買っています。暮らしの場でなるべく過ごしていくために、地域の特性に即した病診連携があると皆にとって安心ですね。

（吉松）

外来では
どのような面談が必要？

入院となったときの面談は、何に気を付けたらいいでしょうか？ 「DNARは確認した？」と指導医に聞かれますが、いきなり外来で、どう話したらよいのかわかりません。

（1年目研修医）

　誤嚥性肺炎での外来面談については、緊急入院がほとんどで、患者さん本人の意向がその場でわかりにくく、初対面で急変時対応についても言及する必要があるため、難しいことも多いです。キーパーソンと患者さんとの関係性も様々なため、個別の対応力も必要となります。外来での面談で信頼関係を築き、安心して治療を受けてもらえるよう、初療時の面談では、次のことを意識しましょう。

外来での病状説明でできる配慮

　入院時、検査や治療でバタバタとして忘れられがちですが、まずは**患者さん本人へ病状説明**を行いましょう。なぜ入院するのか、なぜ食事をとらせてもらえないのか、わからないまま入院となると、不信感から治療に協力が得られにくかったり、不眠やせん妄などにつながったりすることがあります。誤嚥性肺炎の可能性があるため入院となったこと、点滴だけでなく食事療法やリハビリも治療の一環として行うことを伝えましょう。また、時間がない中で、いろいろと伝えるべきことはありますが、まずは、本人とともに、ご家族の状況を汲み取って理解することを優先しましょう。

伝えるべきこととして、肺炎が原因と思われる症状が出ており、酸素療法や抗菌薬治療が必要であること、多職種でしっかり治療を行うことを伝えます。
　加えて、原因として、誤嚥が関与している可能性があることに言及します。また、誤嚥性肺炎や肺炎という病気が、今の日本において、死亡原因の上位であることにも触れると具体的なイメージがわきやすいかもしれません。そのため、治療しているにもかかわらず、数日内で急に状態が悪くなる可能性があることも伝えます。医療従事者は、知識と経験により最悪の事態の可能性まで想定できていますが、ご家族にとっては初めての経験であり、目の前の患者さんの姿から「命に関わるかもしれない」と考えるのは、現実的でないかもしれません。「死亡の可能性がある」という話は、特に初めて聞く場合、ショックを受ける方が多いので、反応をみながら、サポートする姿勢を示すようにしましょう。

侵襲的な処置の希望

　病状を説明したら、心肺停止時の対応を含めて侵襲的な処置について、本人やご家族に意見を聞きましょう。もしご家族が来院できていないときは、取り急ぎ、電話で相談するようにしましょう。
　近年は、「DNAR（Do Not Attempt Resuscitation）を確認する」ということが浸透してきたため、誤嚥性肺炎での面談で、DNARについて触れることがかなり増えています。しかし、**1回1回の話し合いが、やや雑になっている**場面をみることもあります。
　まず心肺停止時の対応について、今まで聞かれたことがあるかどうかを確認します。特に初めて聞かれる場合には、DNARとはどのような方針をとるのか、正しく丁寧に説明します。DNARはあくまで心肺停止時の対応であり、抗菌薬や点滴、酸素投与など、必要な治療は行うことを強調します。呼吸状態が悪化した際の気管挿管を伴う人工呼吸管理についても、このときの反応をみて話すようにしましょう。
　そして、最初に本人がどのような意思を持っているのか、また、ご家族と

しての意見はどうかも聞き、DNARとするかどうか、方向性を決めるようにします。時に、ご家族とだけで話を完結してしまうこともあるかもしれませんが、本人の意思を確認する過程を置き去りにしてはいけません。

　ご高齢の方や、基礎疾患の状況によっては、医療従事者からするとDNARの方針にしたほうがよいと感じることがあるのも事実ですが、押しつけになってはいけません。また、「急に心臓が止まったら、心肺蘇生をしますか？　具体的には、肋骨が折れるかもしれないくらい心臓マッサージをしますか？　口に管を入れますか？」と矢継ぎ早に聞くようなことは避けるべきです。これらは具体的に説明する内容ではありますが、なぜそのようなことを決めるのか、また、どのようなときにそういった状況になるのかも説明する必要があります。決して**医療従事者の価値観の押しつけとならない**よう、注意すべきです。

　また、どちらの方針となった場合でも、もしくは外来では決めきれないときも、「入院後もお話しを続けていきましょう」と、引き続きサポートする姿勢を示すようにしましょう。そして、面談の記録も重要です。外来ではどういった話し合いをしていて、ご家族は何について悩まれているのかを記載しておくことで、入院後の面談を円滑に開始することができます（**Q45**、p.167 へ）。**入院担当者へきちんと引き継ぐまでが外来担当者の責務**であることを自覚し、丁寧な記録を徹底するとともに、文字で伝わりにくいことは直接伝えるといった心がけも重要です。

> 誤嚥性肺炎の治療概要とともに、悪化の可能性があることを説明し、心肺停止時の対応を含めて侵襲的な処置についても確認します。相手の理解に合わせて行い、丁寧に記録、伝達しましょう。

（山入）

外来治療の際の抗菌薬選択のポイントは？

外来で誤嚥性肺炎の可能性が高いと診断したのですが、絶対に入院はしないと言われてしまいました。外来治療のときの抗菌薬はどのように選んだらよいでしょうか。

（2年目研修医）

　誤嚥性肺炎を外来で治療することに慣れていないと、どの抗菌薬を選択するかも悩ましいです。ポイントを踏まえて選択していきましょう。

基本はアモキシシリン・クラブラン酸

　誤嚥性肺炎の外来治療において、カバーする微生物がアンピシリン・スルバクタムとほぼ同じと考えられるアモキシシリン・クラブラン酸がCAP・NHCAPともに外来治療群の1番手として挙げられます。ペニシリンを高用量とするために、アモキシシリン錠を追加して（いわゆるオグサワ）治療を行うこともよいと思います。

　アモキシシリン・クラブラン酸のデメリットも理解しておく必要があります。腎機能が正常であれば1日3～4回内服で治療する薬剤ですが、誤嚥性肺炎を起こす患者さんは1日3～4回の内服が難しいこともあります。服薬サポート体制が整っているかどうかを確認してから処方します。

　また、オーグメンチンはかなり大きい錠剤であり、クラビットのほうが内服しやすいかもしれません（**Q23**、p.75へ）。固形物の嚥下が難しい方では、クラビット500mgではなくあえて250mg 2錠で処方したり、細粒で処方することもあります。患者さんの嚥下機能に合わせて検討できるとよいですね。

アモキシシリン・クラブラン酸が使えないとき

　アモキシシリン・クラブラン酸のデメリットを勘案して第2選択となるのが、レスピラトリーキノロンです。成人肺炎診療ガイドライン[1]におけるNHCAPの外来治療群では、ラスクフロキサシン、シタフロキサシン、ガレノキサシン、モキシフロキサシンが挙げられています。これらは嫌気性菌から緑膿菌を含めた腸内細菌まで非常に広くカバーし、抗菌薬の適正使用上は濫用を避ける薬剤です。ラスクフロキサシンは2020年に発売された、緑膿菌を含めたグラム陰性桿菌への活性が乏しいキノロンです。まだ臨床データが不足している一面もありますが、過剰なカバーとはならずに薬剤耐性については良い影響をもたらす可能性を秘めていると思います。日本では未だに高齢者結核が多く、トスフロキサシン以外のキノロンは結核をカバーしてしまうので、使用前に喀痰抗酸菌検査を行うなど注意が必要です。思考停止でキノロンを濫用することは避けなければなりませんが、抗菌薬を筆頭に薬剤供給が不安定な状況で、各種薬剤をうまく使い分けていく必要があり、レスピラトリーキノロンも治療選択肢の一つとして頭に入れておきましょう。

> **まとめ**
> 外来内服治療の基本はアモキシシリン・クラブ酸です。ただし、大きさや服用回数などデメリットもあるため、必要性が高い場合には、他の選択肢も提案しましょう。

(山入)

[参考文献]
1) 日本呼吸器学会，編．成人肺炎診療ガイドライン2024．日本呼吸器学会，2024．

外来治療でできる指導やサポートは？

誤嚥性肺炎と診断して、患者さんの強い希望で通院治療となることがありますが、外来では入院よりできることが限られていて悩みます。帰られる前に外来でお伝えできることはありますか。　　　　　　　　　　（内科開業医）

　誤嚥性肺炎の多くは通院治療が可能ですが（**Q9**、p.26へ）、生活面や気を付ける症状などを伝えておく必要があります。退院時指導とは異なり、外来の限られた時間では、大事なことに的を絞ってお伝えします。

無理をしない食事と飲水

　誤嚥性肺炎を治療する短期間では、栄養をしっかり摂ることよりも、患者さんが安全に過ごし、ご家族が安心できることが大事です。そこで、無理をしてたくさん食べる必要はないことを伝え、（受診日は輸液をして）帰宅後は少しの食べ物を摂取できれば合格と考えます。熱や痰がらみにより嚥下機能や喀出能が普段より低下しうるため、誤嚥や窒息をしやすい物は避けます（餅、パン、カステラ、肉など）。心配な場合は、ポタージュスープやシチュー、お汁粉のようなとろっとした食事や、アイスクリーム、ゼリーを（窒息しないようスライス状にして）食べるのがより安心です。

　水分にはとろみをつけるほうが安心な気がするかもしれませんが、急に指導をしてもうまく使えるとは限らず、脱水の原因にもなります。むしろ、冷たい水やお茶を少しずつ飲むほうが安全なことが多い印象です。体調が悪い

ときには、姿勢を崩したまま寝床で飲食をすることがあり、誤嚥のリスクを高めます。経口摂取の際は頸部を前屈した安全な姿勢をとるよう伝えます。

無理をしない服薬

　誤嚥や窒息をするのは食事だけではありません。普段できている服薬も、不調時にはうまく飲めずに薬が口腔内に残留したり、窒息や誤嚥をしやすくなります。一日も休薬できない薬は、ほぼありません。どうしても必要な薬に絞り、ほかは体調が改善するまで休薬してよいことを伝えています。薬が一包化されていて必須の薬だけを取り出すのが難しい場合には、体調不良時に服薬する分（例えばステロイドのみ）を数日分、新たに処方すると喜ばれます。

想定される経過や相談先を記載する

　治療を開始しても、すぐには回復しません。数日して熱や息切れが改善し、痰がらみや倦怠感はもう少しかかるでしょう。帰宅後の不安をなるべく避けるため、想定される経過と、どのようなことがあれば連絡すべきかを、紙に書いてお渡しするようにしています。緊急で訪問看護や訪問診療を導入できれば理想的です。地域の医療資源を事前に確認しておくと有用です。

> **まとめ**
> 誤嚥性肺炎の急性期治療を自宅で行う際には、食事・飲水・服薬に関して、安全を重視した最低限の注意事項をお伝えしています。想定される経過や注意する症状を病院の連絡先とともに記載すると安心されます。

（吉松）

第2章
入院で受け持つことになったら（病棟編1）

誤嚥性肺炎の患者さんを入院で担当することになると、抗菌薬や輸液、嚥下評価やリハビリと、考えることがたくさんあります。難しく感じてしまいがちですが、医療従事者の気付きにより患者さんの予後やQOLが大きく変わる、やりがいあるところです。少しの工夫で診療の質が向上するポイントを知っておきましょう。

入院で受け持つことになったら病棟ですること

	チェックリスト	関連項目
診断	□病歴聴取、診察	Q13, Q14
	□誤嚥の原因精査	Q14
治療	□基礎疾患別の対応	Q15, Q16, Q17, Q18
	□薬剤に関連した誤嚥の対応	Q19
	□抗菌薬投与、効果判定	Q20
ケア	□入院時指示	Q21, Q22, Q23
	□口腔ケア	Q24
	□吸引、排痰	Q25
	□リハビリテーション	Q26, Q28
	□不穏時の鎮静	Q27
	□気管切開の対応	Q33
	□加算	Q34
嚥下	□嚥下評価	Q22, Q28, Q30
	□嚥下造影、嚥下内視鏡	Q31
	□飲水、とろみ	Q21, Q22
	□内服	Q19, Q23
	□食事	Q22, Q29
	□非経口栄養療法	Q32

病歴聴取や身体診察で、気を付けることは？

誤嚥性肺炎の患者さんを受け持ったときに、聞いておいたほうがよい病歴はありますか？　身体所見も、高齢者ではうまくとれていません。コツや見逃してはいけない所見はありますか？
（1年目研修医）

　初診時の病歴聴取と身体診察は、誤嚥性肺炎に限ったことではなく、最初の治療方針を決定するうえで非常に大事な項目です。外来では十分できていないこともあるため、入院で担当する際に改めて丁寧に確認しましょう。入院後に症状が悪化・改善しているかを評価するときにも重要な情報ですので、ポイントを押さえて病歴聴取と身体診察を行うようにしましょう。

多面的に情報を集めよう

　誤嚥性肺炎により入院となるまでには、患者さんごとの人生のストーリーがあります。肺炎が起きるまでの生活について詳しく聞いて、その後の人生がよりよいものになるように考えていきましょう。特に外来では確認漏れや、十分に情報収集を完了できないことも多いです。入院時に補完していくようにしましょう。

　まずは本人に伺うことから始めましょう。どこまでコミュニケーションがとれるかは患者さんによっても異なり、正確なものかどうか確認は必要ですが、過去の情報にしても現在のことについても、**本人しか知りえない情報**がたくさんあります。初療時より状態が落ち着き、病歴を聴取しやすくなるこ

とも多いです。必ず本人に改めて病歴を聴取しましょう。

　他疾患の緊急入院と同様に、いつからどのように身体に異変を感じたのかについて問診を行います。また、併存疾患や食事の状況について伺いましょう。独居で介護サービスを受けていない方などは今かかっている病院の情報（どこに通院していてそれぞれどのような薬が処方されているか）や、直近で薬が飲めていたのかどうか、食事が食べられていたのかは本人しか知りえません。処方されている薬剤や内服状況については**Q12**（p.35へ）を参考に、誤嚥性肺炎のリスクとなる薬剤が入っているかどうか、確認しましょう。既往歴（過去の入院歴・手術歴など）も確認しましょう。また結核を鑑別するために過去に結核の治療歴があるか、同居していたご家族で結核の治療歴があるか伺いましょう。

　ワクチン接種歴も必要です。主に肺炎球菌ワクチン、冬季はインフルエンザワクチン、（2025年1月時点では）新型コロナウイルスワクチンについての情報も必要です。加えて、同居している家族、訪問看護師、施設介護者、ケアマネージャー、またかかりつけ医などからも情報を集めるようにしましょう。こちらも、同様に受診に至るまでの症状経過を尋ねましょう。発熱、咳嗽、呼吸困難などの症状の出現時期、誤嚥を疑うエピソード（最近嘔吐があったか、食事中にむせこみがあったかなど）の有無、最近肺炎の発症があったか、抗菌薬治療を受けたかどうかについてなど本人が十分に把握できていないこともあるため、今一度確認します。

　より広い視野でみた経過を知るために、**最近のADLの自立度や認知機能の変化**についても伺いましょう。歩行、会話、認知機能などの変化は、高齢者で気付きにくい脳血管障害や神経疾患などの発見契機となる重要な情報です。また、食事摂取の状況〔食べていたもの（食形態）、水分のとろみの有無、食事摂取時の介助、姿勢、摂取量など〕は、家族や介護者のほうが正確に把握していることもあり、誤嚥の原因や、入院後の食事を考える際に必要な情報です（**Q14**、p.42または**Q22**、p.71へ）。またかかりつけ医がある場合は、治療経過などについて診療情報提供依頼を行うようにしましょう。

狙いを定めた身体診察をしよう

　まずは、意識状態・バイタルサインを確認しましょう。意識状態については、病歴聴取の情報を踏まえて確認します。敗血症かどうかを確認するために、意識障害、血圧低下がないか、頻呼吸かどうか、脈拍をみてショックではないかを評価するようにしましょう。呼吸状態については、酸素投与量、SpO_2とともに呼吸数について必ず確認しておくようにしましょう。敗血症かどうかとともに、今後の悪化・改善を評価する重要な指標となります。

　誤嚥性肺炎の場合、口腔内は特に注目して、歯科治療や義歯の状況、乾燥・汚染の有無、唾液や痰の付着具合などを確認しましょう。また、呼吸音は誤嚥性肺炎に特異的とはならないものの、coarse cracklesやrhonchiの有無を確認します。咳の強さや痰の喀出状況も注意しましょう。咳が弱々しい、痰がうまく喀出できない、吸引の刺激でも咳が出ないなどの様子がみられると誤嚥が起きていることのリスクと考えられるでしょう。

　加えて、高齢者にみられやすい発熱・呼吸不全の原因疾患を想定しての身体診察を行います。感染性心内膜炎・うっ血性肺水腫を想定しての胸部聴診、尿路感染症・胆道感染症の有無についての腹部診察、蜂窩織炎・褥瘡を想定して皮膚の診察を行いましょう。

　神経診察については、なかなかうまくできないことも多いです。高齢者では特に、左右差を見ることが、正常と異常の差を見分けるポイントになります。また、車椅子への移動、ベッドへの移動、リハビリテーションの際などで神経症状の出現が確認できることもあります。移乗時・運動時の変化は注意してみるようにしましょう。歩行可能な場合は、歩行で異常がないかも確認しましょう。鑑別疾患を具体的に想定した上で**身体診察を再度丁寧に行うことで、診断を再考できる**ことも多いです（**Q 4**、p.12または**Q14**、p.42へ）。

まとめ

誤嚥性肺炎の初期治療を行ううえで、本人・周囲への詳細な病歴聴取と丁寧な身体診察は非常に重要です。鑑別疾患や誤嚥の原因を探るべく、ポイントを押さえて、情報収集を行いましょう。

（山入）

ひとやすみ 大人しい患者さんだなと思っていたら……

　肺炎はよくなってきたのに、なかなか元気が出ない方がいました。あれこれと聞いてもあまりはっきりした答えは返ってこず、食事もとってもらえません。なぜだろう、とじっとお顔を眺めていると、妙に面長なお顔をされていることに気付きました。もしかしてと、顎関節を触ってみたら、やはり脱臼しています。すぐさま整復すると、「アホー！　何しとんねん！」と大声で叱ってくださいました。顎関節脱臼のため、誤嚥性肺炎を生じていたのです。

　アホといわれて、あんなに嬉しかったことはありません。同時に、全身の診察が行き届かなかったことに不甲斐なさを感じました。ご家族も、熱中症で元気がないだけと思っておられたそうです。口腔内を含めた全身の診察の大切さを改めて教えてくれた患者さんでした。

　その後も、顎関節脱臼に伴う誤嚥性肺炎に時々遭遇します。特に認知症がある患者さんや日頃から口数の少ない場合などは施設職員にも気づかれにくいことがあります。脱臼したままでは誤嚥だけでなく脱臼自体が治りにくくなるため、口の動きには特に注意して診察をするようにしています。

（吉松）

Q14

誤嚥の原因の調べ方は？

誤嚥の原因を調べなきゃと思いますが、原因になる疾患は膨大な数がありそうです。実際にはどのように調べていくとよいのでしょうか。チェックリストなどはありませんか。

（3年目腎臓内科専攻医）

　誤嚥性肺炎は何らかの原因をもとに、二次的に起こります。結果である肺炎だけを治療しても、また肺炎を繰り返してしまいます。さらに、原因疾患が気付かれないまま進行するかもしれません。原因を特定して、適切に対応することも、誤嚥性肺炎の診療です。チェックリストを診察室や病棟に準備し、習慣的に用いると網羅的に評価できるでしょう（表3）。

誤嚥性肺炎の原因疾患を、見逃さないために

　嚥下障害の原因疾患は脳卒中や食道疾患が多いとされます[1]。しかし、陳旧性脳梗塞が原因と思っていたら、実は新たに咽頭癌をきたしていた、ということもあります。なぜ今日、誤嚥性肺炎になったのか。誤嚥性肺炎を疑った際には、原因を決めつけず、新たなものも含めて、丁寧に探ります。
　「飲み込みにくいんです」と受診する患者さんと、誤嚥性肺炎で緊急入院になる患者さんとでは、原因疾患の性質が異なります。内科で出合うことの多いのは後者で、受診には至っていなかった慢性期疾患であることが多いです[2]。例えば神経疾患では、以前からあった歩行障害が、肺炎で入院後に理学療法士に指摘されて初めて診断されることがあります。また、急性期疾患を発症

していても、肺炎の症状と紛らわしくて診断がつかず、のちに判明することもあります。嘔吐後に誤嚥した場合、脳出血や胆囊炎、腎盂腎炎が隠れていたりします。誤嚥性肺炎はこうした原因疾患の**危険を示す徴候**でもあるのです。

五期モデルで考える誤嚥性肺炎の原因

摂食・嚥下は飲み込む瞬間だけでなく、食べ物を見るところから胃へ納めるところまでが関与します。摂食・嚥下の問題を考える際には、五期モデルに沿って、それぞれの段階において異常がないかを考えると視野が広がります。

① **先行期**：食物を見て、食べたいと感じ、手に取り、口に入れるまで
② **準備期**：食物を口に入れ、口唇を閉鎖し、咀嚼し、舌背中央に配置するまで
③ **口腔期**：口腔・鼻咽腔を閉鎖し、食物を咽頭へ送り込むまで
④ **咽頭期**：軟口蓋を閉鎖し、嚥下反射により、食塊を咽頭から食道へ送るまで
⑤ **食道期**：食道入口部が閉鎖し、食物が重力や蠕動運動により胃へ運ぶまで

臓器別に考える誤嚥性肺炎の原因

誤嚥性肺炎の原因を考える際は、発熱や腹痛の鑑別疾患を考えるときと同じように、慣れている系統的な鑑別法を用いましょう。例えば臓器別に考えると、**脳神経系**では脳血管障害や神経変性疾患、認知症、痙攣、頸髄症、精神疾患などが原因になります。特に脳幹の病変は症状が出にくいこともあり、注意が必要です（**Q 5**、p.15へ）。

頭頸部疾患では咽喉頭や舌の腫瘍、歯牙欠損、声帯萎縮や麻痺、反回神経麻痺が挙がります。頭頸部癌は治療後でも手術による解剖学的な変化、放射線による線維化や唾液分泌障害が誤嚥をきたします。特に照射後5～10年ほど経過してから出現する晩期障害による声帯麻痺は、原因が気付かれにくく

表3 誤嚥性肺炎の原因チェックリスト

リスク因子	なし	既知／慢性	新規に出現している可能性
意識障害	☐	☐ 原因：	☐ 原因精査を（低活動性せん妄、薬剤性、癲癇など）
衰弱、長期臥床	☐	☐ 原因：	☐ 原因を検討（骨折、サルコペニア、神経疾患など念頭に）
脳血管障害／腫瘍など	☐	☐	☐ 顔面左右差／四肢麻痺／しびれ／構音障害→新規にあればCT／MRI
慢性神経疾患	☐	☐ 病名：	☐ 他では説明困難な筋力低下などの症状→コンサルト検討
認知症	☐	☐ 病名：	☐ Mini-Cog（下記参照）→ 3点未満で、介入検討（ACPを含めた対応を） ①次の言葉を復唱し、覚えておいてください「バナナ、日の出、椅子」 ②（円を描いた紙を渡す）時計の時間を示す数字を書いてください ③11時10分を指す時計の針を描いてください（0点または2点） ④覚えておくようにお願いした3つの言葉は何ですか（各1点）
パーキンソン病など	☐	☐	☐ 安静時振戦／緩慢／固縮／姿勢反射障害 → 介入検討
口腔・咽喉頭の異常	☐	☐ 原因：	☐ 嗄声、湿性嗄声、吸気時喘鳴、残留感、腫瘍 → 精査検討（嚥下担当医に相談）
顎関節脱臼	☐	☐ 歯科受診検討	☐ 整復しても繰り返す→歯科受診検討
口腔内の乾燥・不衛生、歯牙欠損、義歯不適合	☐	☐ 歯科受診検討	☐ 口腔ケアの強化、歯科受診検討
嘔吐	☐	☐ 原因：	☐ 原因精査を（エコー／CT／上部消化管内視鏡検査など）
嘔気、胸焼け、つかえ感	☐	☐ 原因：	☐ GERD、ヘルニア、腫瘍、カンジダなど念頭に：PPIを試す、またはGF検討
慢性気道炎症性疾患	☐	☐ 病名：	☐ 病名：（COPD、NTM、DPB、気管支拡張症など）→ 診断、治療検討
低栄養	☐	☐ 原因：	☐ 原因精査や介入検討（栄養士に相談を検討）

医原性（薬剤以外）	なし	あり（既往も含む）
異物留置 / 気管カニューレ	☐	☐ カニューレ変更や管理方法の再考
異物留置 / 経鼻胃管	☐	☐ 抜去、細くする、注入中止、内容／量／速度の変更を検討
異物留置 / 胃瘻	☐	☐ 注入中止、内容／量／速度の変更を検討
処置／治療 / 手術	☐	☐ 部位：口腔、咽頭、喉頭、胃、食道、その他
処置／治療 / 放射線	☐	☐ 部位：口腔、唾液腺、咽頭、喉頭、食道

薬剤性	なし	あり（種類を選択）→ 減量、中止を検討
ドパミン拮抗	☐	☐ 抗精神病薬、制吐剤、その他：＿＿＿＿＿
鎮静、筋弛緩	☐	☐ 睡眠薬、抗不安薬、筋弛緩薬、抗てんかん薬、その他：＿＿＿＿＿
鎮咳作用	☐	☐ 非麻薬性、麻薬、その他：＿＿＿＿＿
口腔乾燥	☐	☐ 抗うつ薬、利尿薬、排尿障害治療薬、抗アレルギー薬、抗コリン薬、その他：＿＿＿＿＿（※喘息/COPDの場合は減量により誤嚥悪化リスクあり）
制酸薬	☐	☐ PPI、H_2ブロッカー、その他：＿＿＿＿＿（※難治性GERDの場合は減量により誤嚥悪化リスクあり）

ワクチン歴	あり	なし
肺炎球菌	☐ 5年以内に接種済み：時期＿＿＿＿	☐ 5年以上前／未接種 → 接種検討（自費説明）
インフルエンザウイルス	☐ 今季、接種済み	☐ 今季、未接種 → 接種検討（自費説明）
新型コロナウイルス	☐ 今季、接種済み	☐ 今季、未接種 → 対応法を確認

(Yoshimatsu Y, et al. Development and implementation of an aspiration pneumonia cause investigation algorithm. Clin Respir J. 2023; 17: 20-28 より作成)

なります。また、顎関節脱臼による唾液誤嚥による肺炎も時々経験します（p.41、ひとやすみへ）。咀嚼機能や口腔内の衛生状態が衰える口腔機能低下症は嚥下障害の原因として近年注目されています[3]。

消化器疾患は逆流性食道炎や食道裂孔ヘルニアのほか、上部消化管腫瘍による物理的な狭窄や術後／照射後の変化、またアカラシア、カンジダ食道炎、全身性強皮症などに伴う食道の機能障害も逆流から誤嚥をきたします。

呼吸器疾患が誤嚥の原因になる印象はないかもしれませんが、COPDなどにより息切れが生じると、呼吸と嚥下の協調性が崩れ、誤嚥をきたしやすくなります[4]。また、気管支拡張症やびまん性汎細気管支炎、非結核性抗酸菌症などの慢性気道炎症性疾患があると、気道クリアランスが低下し、肺炎をきたしやすくなります。誤嚥性肺炎の原因疾患を考えるときには、誤嚥の原因だけでなく、こうした肺炎の原因も考えます。同じように誤嚥と肺炎をきたす原因として、サルコペニアなどの**全身性の病態**が挙げられます。

筋骨格系疾患では、多発性筋炎や筋ジストロフィー、封入体筋炎などの筋疾患、骨折、びまん性特発性骨増殖症なども原因となります[5]。びまん性特発性骨増殖症は全身の靱帯が加齢や骨代謝の変化に伴って骨化する疾患で、頸椎の前縦靱帯が骨化すると咽頭クリアランスを妨げ、誤嚥をきたします。頸部の可動性が悪いときは、頸椎側面のX線を撮影してみましょう。その他、胸部大動脈瘤（反回神経麻痺）、甲状腺機能低下症や副腎不全、電解質異常による意識レベルの低下、心不全による息切れなど多臓器の疾患が原因になります。

医原性の誤嚥性肺炎

原因疾患を考えるときに忘れてはならないのが、医原性です。例えば気管挿管後は高頻度に嚥下障害が出ます。気管切開カニューレ、経鼻胃管、胃瘻なども誤嚥性肺炎の原因になります。頭頸部や上部消化管の手術歴、放射線照射歴も確認します。特に胃切除後は逆流による誤嚥性肺炎を頻繁に繰り返しやすく、対策も異なるため、注意が必要です。

さらに、頻度が非常に高いのが**薬剤性**です。誤嚥性肺炎の原因となる薬剤は多岐にわたります。鎮静薬や睡眠薬、抗精神病薬、抗てんかん薬、抗不安薬、鎮咳薬などは、嚥下や咳反射の減弱をきたします。利尿薬や抗ヒスタミン薬、抗コリン薬などは口渇感から嚥下障害をきたします。制酸薬や抗認知症薬にも注意します。抗精神病薬や制吐薬は薬剤性パーキンソニズムをきたしやすいことがよく知られています。現在服用中の薬剤だけでなく、増減や中止・開始したものとその理由も確認しましょう。また、最近のお薬手帳には載っていなくても、ずいぶん前に処方されたものや、家族の薬、市販薬を服用していることもあります。薬剤歴を聞く際には相手が話しやすいように、また前医を責めるような表現にならないよう、聞き方を意識しましょう。

もれなく評価するために：チェックリストの活用

　原因を見逃したくないとはいえ、肺炎全例に頭部MRIや内視鏡検査を行うのが適切とはいえません。『成人肺炎診療ガイドライン2024』には、誤嚥のリスク因子および誤嚥による肺炎のリスク因子の一覧が掲載されています[6]。これらをもれなく確認し、適切な検査、薬剤調整やワクチン接種へとつなげられるようにと、文献に基づいてチェックリストを作成し、既に活用しています。表3を参考に丁寧に病歴聴取と診察を行いましょう。

> 誤嚥性肺炎の原因疾患を診断するには、嚥下の五期モデルや臓器別の鑑別法に加えて医原性（特に薬剤性）を想定し、丁寧な病歴聴取と身体診察を行いましょう。進行する慢性症状や、肺炎とは合致しない急性期症状は要注意です。

（吉松）

［参考文献］
1) Roden DF, et al. Causes of dysphagia among different age groups: A systematic review of the literature. Otolaryngol Clin North Am. 2013; 46: 965–987.
2) Yoshimatsu Y, et al. Careful history taking detects initially unknown underlying causes of aspiration pneumonia. Geriatr Gerontol Int. 2020; 20: 785-790.
3) 日本歯科医師会「口腔機能低下症に関する考え方」
https://www.jads.jp/assets/pdf/basic/r04/document-221207.pdf
4) Yoshimatsu Y, et al. Repetitive saliva swallowing test predicts COPD exacerbation. Int J Chron Obstruct Pulmon Dis. 2019; 14: 2777–2785.
5) Yoshimatsu Y, et al. Management of Airway Obstruction due to Diffuse Idiopathic Skeletal Hyperostosis in the Cervical Spine: A Case Report and Literature Review. Intern Med. 2019; 58: 271-276.
6) 日本呼吸器学会，編．成人肺炎診療ガイドライン2024．

感染症診療と誤嚥性肺炎

　私は呼吸器内科を専攻した後に感染症診療の研修を受けました。病院での感染症コンサルテーションでは、主治医の先生から誤嚥性肺炎の初期治療をどうするかや、誤嚥性肺炎がなかなか治らないという相談を受けることが多いです。呼吸器内科で主治医として誤嚥性肺炎を診療してきた経験が活きる部分も多くあります。

　誤嚥性肺炎は微生物学的に面白味があまり多くはなく、感染症専門の医師にはあまり興味を持たれにくい分野なのかなという印象があります。感染症専門を名乗るには熱帯感染症やHIV感染症についての臨床経験は乏しいのですが、自分の強みを活かして、泥臭い臨床感染症診療をできるように邁進したいと思います。

（山入）

神経疾患の対応は？

神経疾患の患者さんは症状も変動するので管理が難しくて、嚥下食を指示しても肺炎を繰り返すのでいつも悩んでいます。よい治療や予防法はありますか。

（6年目呼吸器内科専攻医）

同じ誤嚥性肺炎でも、原因疾患やその重症度により、対応は異なります。とくに神経疾患では多彩な症状が現れるため、肺炎の予防に焦点を当てた原疾患管理と、原疾患に見合った訓練や意思決定支援、退院後の支援が大事になります。誤嚥性肺炎発症時の管理のポイントを押さえておきましょう。

食事場面を、先行期から注意深く観察

神経疾患は、進行するとほぼ必ず摂食嚥下障害を伴います。特にパーキンソン病では四肢の症状とは必ずしも一致せず、病初期からも嚥下障害を伴うことがあります。咽喉頭の感覚が低下していて、誤嚥をしてもむせないこと（不顕性誤嚥）も多く、本人や周囲も嚥下障害に気付きにくいため、入院や肺炎罹患時には食事場面を観察し、言語聴覚士による嚥下評価を依頼します。

神経疾患では、**嚥下の先行期（食べ物を口へ運ぶまでの過程）から障害が出る**のが特徴です。認知機能や覚醒度の低下、食欲低下のほか、振戦や動作緩慢、筋強剛、不随意運動などのため食べ物を口へ運びにくいことも、摂食量を低下させます（p.43、嚥下の五期モデル参照）。さらに、こうした不随意運動や動作緩慢は口腔内や咽頭でも起きていると想像すると、食形態や姿勢にも誤嚥に

配慮した細心の注意が必要であることが理解できます。流涎が目立つ場合は唾液の分泌が多いためではなく、口唇が十分に閉鎖しないことや、唾液嚥下が十分に行えていないことを示唆します。自律神経障害のため食事性低血圧が起こり失神することもあるため、窒息にも注意が必要です。もちろん、口腔期や咽頭期の嚥下障害も伴うため、神経疾患ではなるべく言語聴覚士による嚥下評価を行い、機能に応じた食事内容や摂取方法を検討します。早期から言語聴覚士に診てもらうと、長期的な目線での介入にもつながります。

誤嚥予防を念頭にした原疾患治療

　脳血管障害の急性期では時間経過とともに嚥下障害も改善することが多いため、初期には無理をせず全身管理とリハビリに努めます。一方、脳血管障害の慢性期や神経筋疾患では嚥下機能の画期的な改善は望めないことが多く、原疾患の治療を嚥下に配慮して調整するほか、リハビリや外科的治療の適応も含めて、専門医と相談しましょう。

　パーキンソン病やレビー小体型認知症に伴う嚥下障害にはL-Dopaが有効とされます。症状や薬効は変動するため、指定された服薬時間はきちんと守るほか、食事だけでなく内服や口腔ケアもできるだけ動きのよいとき（onのとき）に行うよう、介護者にも指導します。投薬法は内服が原則ですが、肺炎やwearing-offなどで内服が難しいときは、貼付薬や注射剤も活用します。

併発しやすい誤嚥の原因

　神経疾患における嚥下障害は原疾患によるもののほか、**薬剤性や、サルコペニア、栄養障害、廃用、胃食道逆流症などの併存症も原因**となります。そこで、嚥下障害が原疾患の経過と矛盾しないか、可逆的な他の原因がないかを、十分に検討します。例えば封入体筋炎の患者さんが骨折で入院した際に誤嚥性肺炎を発症したとします。神経疾患による嚥下障害であると安易に判断してしまえば、絶食や胃瘻がその時点で推奨されるかもしれません。一方、

骨折に伴う機能低下やサルコペニアが原因であると見極めることができれば、栄養療法やリハビリテーションで改善が望めます。そこで、特に原疾患の進行状況と嚥下障害が合致するかどうかについては、専門医や経過をよく知っているかかりつけ医にも相談しましょう。

原疾患と進行度に応じた意思決定支援

　意思決定支援においても、疾患の経過をよく知る医師と一緒に考えることが望ましいと考えられます。疾患によっては、呼吸機能や栄養状態が保たれているうちに胃瘻造設をすることで社会生活を長く続けられることもあります。一方で認知症や重度の脳損傷などでは訓練の継続も難しく、また種々の治療や栄養療法が患者さんの生活の質や生命予後を改善するという確立したエビデンスもありません。本人を交えたアドバンス・ケア・プランニングは早いに越したことはないですが、とくに肺炎罹患時は多職種で話し合うのによい機会です。

　より詳しい疾患別の対処法については成書を読んでみてください[1]。

> 神経疾患では病初期から、また嚥下の先行期から摂食嚥下障害がみられます。食事場面をよく観察し、言語聴覚士による評価のもと、原疾患の治療や予後予測を踏まえて、ふさわしい治療や予防の方針を相談しましょう。

（吉松）

[参考文献]
1) 藤島一郎, 監. 疾患別嚥下障害. 医歯薬出版, 2022.

Q16 消化器疾患の対応は？

食道がんや胃がんで術後の患者さんで、誤嚥性肺炎を繰り返して痩せていく方がいます。せっかく癌が治ったのに弱っていく様子がもどかしいです。何かできることはありませんか。
（5年目外科専攻医）

消化器疾患に伴う誤嚥性肺炎は、食道期に着目した予防法で、各段にリスクを軽減できます。簡単に導入できるものも多いので、知っておきましょう。

食道期を意識した生活指導を

逆流性食道炎、食道裂孔ヘルニア、上部消化管術後、食道癌や胃癌、アカラシアなどの上部消化管の病態では、**消化管内容物の逆流が誤嚥の原因**となります。肺炎などで入院して臥床がちになり、また投薬の影響で消化管の蠕動運動が滞ると逆流がさらに悪化し、肺炎を繰り返しやすくなります。

前述の嚥下の五期モデル（p.43）で考えると、口腔期や咽頭期ではなく、嚥下後の食道期の障害ということになります。つまり、食べ物を軟らかくしたり、とろみをつけたりする口腔期や咽頭期の対策は、通常は有用ではありません。

逆流による誤嚥を防ぐには、ベッドを平らにせず就寝中も上半身を10度以上ギャッジアップしておきます。食後2時間ほどは横にならず、座位で過ごすよう指導することもあります。経管栄養の場合は、注入前に残渣を確認します。前回の注入から数時間が経過しているにもかかわらず、残渣が多い場合には、注入量や速度を再考します。また吸引など、嘔吐の引き金になるこ

とは控えます。衣服やコルセット、抑制帯の締め付けにも注意します。消化管の蠕動を減弱させる薬剤（麻薬、鎮痛・鎮静薬、止痢薬など）は減量や中止を考えます。退院時の指導に際しても、逆流予防策が中心になります。食事はゆっくりとよく噛んで食べること、腹八分目にすることや食後の座位保持に加えて、逆流性食道炎では、逆流を悪化させる食べ物を避け（アルコール、コーヒー、チョコレート、香辛料、酢の物など）、禁煙指導、肥満の場合は減量も重要です。

薬物治療、外科的治療も念頭に

薬物治療も有効です。上部消化管術後や蠕動障害には六君子湯やモサプリドを検討する余地があり、また逆流性食道炎にはプロトンポンプ阻害薬が有効です（Q41、p.151へ）。さらに、内視鏡的処置や外科的手術で症状の改善が期待できることもあるため、症状が強い場合は専門医に相談しましょう。

なお、他疾患による嚥下障害も合併している場合は、あわせて食形態の調整が必要なこともあります。また、咀嚼力が不十分な場合は、軟らかい形態やきざみ食などにすると食道の通過がよくなることもあるため、症状を細やかに確認するほか、嚥下造影などで食道期も含めて評価することを検討します。また食道期の嚥下障害があっても原因疾患がはっきりしないときは、内視鏡やマノメトリーなどを用いて鑑別を行います。

消化器疾患に伴う誤嚥性肺炎では、食形態の調整やとろみの使用は有効ではありません。嚥下の食道期に焦点を当てた生活指導や薬物治療を行うとともに、症状によっては内視鏡的な精査や介入も相談します。

（吉松）

呼吸器疾患の対応は？

重度のCOPD（慢性閉塞性肺疾患）の患者さんは飲み込みにくそうにしていたり、肺炎を繰り返したりしますが、こういう患者さんではどのようにすれば誤嚥性肺炎を予防できますか。
（7年目呼吸器内科医）

　呼吸器疾患が誤嚥の原因になるという印象はあまりないかもしれませんが、近年、COPDに嚥下障害を合併しやすいことが分かってきました[1]。間質性肺炎など他の慢性呼吸不全においても、今後報告が増えていくと予想されます。呼吸器疾患の患者さんは嚥下障害があることに気づいていないことが多く、こちらから原因を特定し、介入できるようにしておけるといいですね。

急性期にはまず呼吸を整えることから

　COPDでは呼吸と嚥下の協調性が乱れることが嚥下障害に関与していると言われています[1]。息切れのために嚥下時の気道防御（喉頭挙上）がうまく働かないことや、息切れや疲労による咀嚼や嚥下のしづらさ、肺の過膨張に伴う食事摂取量の減少、サルコペニアや逆流性食道炎の併発も一因です。間質性肺炎や結核後遺症など拘束性疾患にも同様のことが想定されます。また、これらの疾患や気管支拡張症などでは気道クリアランスが低下しているため、誤嚥したものや気道分泌物が停滞し、肺炎になりやすいのです。

　息切れが原因になっているので、呼吸を整えることが、肺炎の治療と予防に重要です。食事までに疲れてしまわないように食前の入浴やリハビリは避

け、食事の際は体幹や上肢、頸部が安定するようクッションを活用して姿勢を整え、食事中は酸素投与量を増量する、食前に短時間作動型の気管支拡張薬を吸入するなどといった工夫も検討します。酸素飽和度が保たれていても、食事中の呼吸数や心拍数の増加、呼吸様式の変化も息切れの指標として観察します。口腔ケア時や服薬時も食事と同様に姿勢や息遣いに配慮します。

慢性期には原疾患の治療を強化

　COPDなどの呼吸器疾患による誤嚥性肺炎を予防するには、まずは原疾患をしっかり治療します。COPDであれば禁煙の徹底や吸入療法の強化（吸入手技をきちんと行えていることの確認）、呼吸理学療法、栄養療法などが有用です。呼吸様式や酸素投与、吸入薬などにより口腔内が乾燥しやすいため、小まめな含嗽や飲水、口腔用の保湿剤も検討します。呼吸器疾患ではワクチン接種も肺炎予防に有用な手段です（**Q53**、p.197や**Q54**、p.200へ）。また、COPDでは反復唾液嚥下テストが増悪リスクの予想に役立ちます[2]。

COPDなどの呼吸器疾患では、息切れや気道クリアランスの低下が誤嚥性肺炎の原因になります。まずは息切れを改善するとともに、呼吸理学療法を含む集学的治療により全身状態を整えます。

（吉松）

［参考文献］

1) Oku Y. Swallowing disorder - A possible therapeutic target for preventing COPD exacerbations. Respir Physiol Neurobiol. 2023; 313: 104061.
2) Yoshimatsu Y, et al. Repetitive Saliva Swallowing Test Predicts COPD Exacerbation. Int J Chron Obstruct Pulmon Dis. 2019; 14: 2777-2785.

Q18 サルコペニアの対応は？

誤嚥性肺炎の原因として、サルコペニアというのを聞いたことがあります。年齢の影響もあって改善は難しい気がしますが、弱ってしまった患者さんにも、何かできる介入はありますか。
（4年目消化器内科専攻医）

　筋肉の質や量が低下するサルコペニアは、最近よく耳にするようになりました。老衰の一因となることが多いですが、サルコペニア自体は早期の介入により改善が期待できるため、安易に諦めるのは避けたいところですね。

まずは全身のサルコペニアを診断し、嚥下筋も評価

　サルコペニアは握力や骨格筋量、歩行速度から診断されます（図4）。全身のサルコペニアがあると、呼吸機能（咳嗽力）や活動性にも影響し、肺炎のリスク因子となります。また、全身のサルコペニアがある患者さんのうち一部では嚥下筋のサルコペニアも合併していることがわかっており[1,2]、これは誤嚥のリスクになります。つまり、全身および嚥下筋のサルコペニア、いずれも誤嚥性肺炎に関係するのです。

図4 サルコペニアによる嚥下障害の診断アルゴリズム

(Fujishima I, et al. Sarcopenia and dysphagia: Position paper by four professional organizations. Geriatr Gerontol Int. 2019; 19: 91-97より作成)

状態に適した栄養療法とリハビリテーションを

　サルコペニアは、肺炎に罹患して摂取栄養量や活動性が低下するとさらに進行します。そこで、肺炎の治療中から意識的な栄養療法とリハビリを行うことが治療になります。入院後すぐの急性期にも必要最低限の栄養量は確保し、炎症や呼吸状態が改善してきたら、強化した栄養療法で回復を図ります。筋力の低下は全身性であるため、姿勢保持や食事の動作で疲労が出やすくな

ります。安定した姿勢をとれるようにし、食事の終盤には介助をする、食事を30分で切り上げる、少量で複数回に分けて摂取するなどの工夫を取り入れます。サルコペニアは病識を得にくく、改善には長期にわたる非薬物療法が重要であるため、ご本人やご家族の理解や動機づけも大切です。

介入の是非を評価しつづける

　評価法の発達により様々な変化を発見しやすくなりましたが、サルコペニアを見つけたら必ず積極的な介入をすればよいわけではありません。原疾患の進行や認知機能の低下が著しい場合などは、介入によるQOLの改善が期待しにくく、積極的な栄養やリハビリを強いることで患者さんやご家族にとって大きな負担にもなることを忘れてはいけません。サルコペニアに対する介入が患者さんのQOLの改善につながっているかどうか、自らの診療を定期的に見直すとともに、継続の是非を多職種で検討するようにします。

> **まとめ**
> サルコペニアは肺炎や嚥下障害の原因になるため、病識や予後が保たれている患者さんでは積極的な栄養療法やリハビリを検討します。ただし、介入の妥当性は多職種で包括的に判断するようにします。

（吉松）

[参考文献]
1) Fujishima I, et al. Sarcopenia and dysphagia: Position paper by four professional organizations. Geriatr Gerontol Int. 2019; 19: 91-97.
2) Wakabayashi H, et al. Diagnosis and Treatment of Sarcopenic Dysphagia: A Scoping Review. Dysphagia. 2021; 36: 523-531.

薬剤性の誤嚥の対応は?

薬が誤嚥性肺炎の原因になると言いますが、因果関係がはっきりしないと、減量や中止はしづらいと感じます。どのように考えるとよいのでしょうか。

(3年目腎臓内科専攻医)

薬剤性の誤嚥性肺炎は、当初原因不明とされた誤嚥性肺炎のうち第3位であったというデータがあります[1]が、判明しているよりずっと多く隠れていると考えられています。しかし、どの薬剤が原因であるかを特定することは簡単ではなく、薬をただ中止するだけでは患者さんからも不安の声が聞こえてきますね。薬剤性の考え方と、減量・中止の方法を知っておきましょう。

誤嚥性肺炎を起こしやすくする薬を知る

食欲や認知機能の低下、傾眠、口腔内乾燥、口内炎、消化管逆流などを来す薬剤はすべて、誤嚥の原因にもなります(**Q14**、p.42へ)。また、気道防御機能を低下させる鎮咳薬やオピオイド、感染の原因になる免疫抑制剤やステロイドは肺炎の原因になるため注意します。これらはなるべく減量や中止、あるいはより安全な製剤への変更を検討します。例えばベンゾジアゼピン系薬剤や鎮静薬を服用している場合には、処方理由によっては減量や中止(非薬物療法)を検討するとともに、より副作用が少なく作用時間が短いトラゾドン、ラメルテオン、クエチアピンなどに変更してみてもよいでしょう。

誤嚥性肺炎のリスクになっているかどうかの判断基準

　ある薬剤を開始あるいは増量してから、その薬で説明のつく症状が出現・悪化した場合は、その薬剤が疑わしいと言えるでしょう。服用を始めてから数か月や数年が経過していても、あるいは最近中止した薬も、高齢者では代謝吸収能の変化や他の治療薬との相互作用、体重減少、飲み方の変化により症状の出方が非典型的なこともあります。薬剤性と言い切ることは難しくても、中止して前後で評価する価値はあります。誤嚥性肺炎の原因となっていると言いきれなくとも、すべての薬は何らかの副作用が懸念され、このリスクは年々増大するほか、服薬行為自体が誤嚥のリスクにもなります（Q23、p.75へ）。誤嚥性肺炎は減薬のよい機会であるととらえています。

誤嚥性肺炎における減量や中止の方法

　薬はただ中止したらよいわけではありません。処方理由やこれまでに中止を試みた経緯がないかまず確認します。ポリファーマシーを意識するあまり、医療従事者による一方的な判断をしているようでは、患者さんやご家族の不安を募らせます。長年続けてきた薬や、信頼している専門医やかかりつけ医に処方されたものであればなおさらです。処方した前医や、真面目に服薬してきた患者さんやご家族への敬意を忘れてはいけません。処方された時点では必要な薬であったことを前提に、「現在の状況を考えると、是非のバランスが見合わない」といった観点で減薬、中止を伝えます。また、ただなんとなく中止するのでなく、表4 のプロトコルも参考に、患者さんやご家族とも相談しながら、計画的に減薬しましょう。

表4 減薬プロトコル

段階	考慮すること
1. 処方理由の確認	● すべての薬剤の処方理由 ● 服用していないものはその理由（批判的にならない）
2. リスクの考慮	● 薬剤の要因（薬剤数、ハイリスク薬、実際に起きた副作用） ● 患者の要因（年齢、認知機能、併存症、アドヒアランス）
3. 中止対象薬を抽出	● 適応がない（診断が未確定、エビデンスがない） ● 期間的に利益がない（例：5年以上のビスホスホネート製剤の使用） ● 処方カスケード（他の薬の副作用対策の薬：元凶となる薬の代替薬） ● 高齢者や特定の患者で避ける薬 ● 患者に「この薬を開始してから、飲み続けたいと思うほどの変化があったか」を聞く ● まだ症状があるか、まだ薬が必要かを聞く ● 非薬物介入や自然経過で改善しないか検討 ● 患者の好みや期待（現在のQOLが疾病予防より重要か） ● 予防薬が患者の生命予後に重要な利益をもたらすか ● 特別煩わしい薬はどれか（飲みにくい、効果、モニタリングが必要）
4. 中止の優先順位	1. 最も害があり、最も利益が少ないもの 2. 中止が簡単なもの（離脱反応や再燃の可能性が低い） 3. 患者が最初に中止したいもの
5. 中止とモニタリング	● 減薬と管理の計画を患者に説明し、同意を得る ● 担当するすべての医療従事者や介護者にも伝える ● 薬を1つずつ中止 ● 離脱反応があれば報告してもらう ● 現処方の理由とアウトカムを記録する

(Scott IA et al. Reducing inappropriate polypharmacy: the process of deprescribing. JAMA Intern Med. 2015; 175: 827-834より作成)

中止して終わりではない、継続的な診療

リスクのある薬を中止したらそこで終わりではありません。病院では患者さんの経過を断片的に担当することが多いですが、介入の効果を評価し、次へつなげる責任があります。薬を中止して、狙っている効果（例えば覚醒度や口渇の改善）は得られたでしょうか。中止に伴う原疾患の悪化や離脱症状はみられないでしょうか。問題がないようであれば、中止を継続できるよう、かかりつけ医へ理由も添えて伝えます。院内で薬剤調整を行っても、退院後に元の薬が再開されてしまうことはよく見かけます。患者さんやご家族へも中止理由をよく理解してもらうとともに、お薬手帳の最新の処方欄にも記載すると、次に担当する医師や薬剤師にも把握してもらえるでしょう。

まとめ
鎮静作用や口渇作用、錐体外路症状をもたらす薬など、多くの薬が誤嚥性肺炎の原因になります。肺炎を機に、薬剤の必要性とリスクのバランスを評価し、患者さんを交えた計画的な減薬と情報共有を行いましょう。

（吉松）

[参考文献]
1) Yoshimatsu Y, et al. Careful history taking detects initially unknown underlying causes of aspiration pneumonia. Geriatr Gerontol Int. 2020; 20: 785-790.
2) Scott IA et al. Reducing inappropriate polypharmacy: the process of deprescribing. JAMA Intern Med. 2015; 175: 827-834.

入院治療の際の抗菌薬選択のポイントは？

> 誤嚥性肺炎の抗菌薬は軽症ならアンピシリン・スルバクタム、重症ならタゾバクタム・ピペラシリンと考えていました。抗菌薬選択の際に注意することがあれば教えてください。
>
> （1年目研修医）

慌ただしい救急外来などで抗菌薬投与の選択を迫られるときに根拠に基づいて判断できるように、初期治療を選択するためのポイントを押さえておきましょう。

嫌気性菌カバーは必要？

Q2（p.5 へ）で言及したように、誤嚥性肺臓炎の場合は抗菌薬投与せずに経過をみることも許容されます。**誤嚥性肺臓炎かどうかをまずは考える**ようにしましょう。しかし、現実的には、発症した経緯を確認できた事例や、上部消化管術後例など以外は、抗菌薬を使用することが多いと思います。

誤嚥性肺炎として抗菌薬選択を考えるときは、『成人肺炎診療ガイドライン2024』の NHCAP に対する治療（**表5**、**図5**、**図6**）を基本に考えていくようにしましょう。

誤嚥性肺炎に対して初期の抗菌薬選択は、嫌気性菌カバーを考慮してアンピシリン・スルバクタムが選択されることが多かったのではないでしょうか。しかし、口腔内の嫌気性菌はセフトリアキソンでもカバー可能とされており、米国のガイドライン（CAP が対象ですが）でも、膿胸・肺化膿症でなければ、

ルーティンの嫌気性菌カバーは不要であるとされています。今回の成人肺炎診療ガイドライン2024では、新たにCQとして、「誤嚥性肺炎治療において、嫌気性菌をカバーする抗菌薬は推奨されるか」が検討されましたが、推奨度は決定不能（中立）となっています。こちらのCQのシステマティックレビューには筆者の吉松も参加しており、喧々諤々の議論が行われたと聞きました。

近年、嫌気性菌をカバーする抗菌薬の使用に対してネガティブなデータも出ています[2]。2024年には、嫌気性菌を広くカバーする抗菌薬は、嫌気性菌を限局的にカバーした抗菌薬と比較して、死亡率は変わらない結果でした[3]。当該論文の「嫌気性菌を広くカバーする抗菌薬」にはアンピシリン・スルバクタムはほとんど含まれておらず、嫌気性菌カバーのあるキノロンなどが中心であることには留意が必要です。「嫌気性菌カバー」の言葉が指す対象については確認するようにしましょう。

個人的な意見としては、膿胸、肺化膿症が否定的であれば、セフトリアキソンの使用を第1に考えてもよいと思います。

肺炎の原因となる微生物カバーの観点では、セフトリアキソンとアンピシリン・スルバクタムでは、セフトリアキソンが一部のインフルエンザ桿菌（BLNAR）、腸内細菌（セラチア、エンテロバクター、シトロバクター、大腸菌）をカバーします。逆に、セフトリアキソンの使用が優勢となりすぎては、ESBL産生菌の増加などグラム陰性桿菌に対する選択圧が今後生じてくる可能性もあるため、症例に応じて抗菌薬を適切に選んでいく必要はあると考えます。

表5 NHCAP/HCAP/NHAPにおける有意な耐性菌リスク因子とリスクの大きさ

有意な耐性菌リスク因子	CAP薬剤耐性菌	
	文献数（編）	OR［下限, 上限］
経腸栄養	2	2.29［1.31, 4.01］
低アルブミン血症	3	1.80［1.16, 2.81］
過去90日以内の抗菌薬使用歴	4	2.50［1.39, 4.49］
入院後早期の挿管による人工呼吸器管理を要する	3	3.22［2.05, 5.05］
過去90日以内の入院歴	2	1.28［1.07, 1.53］
免疫抑制状態	2	1.39［1.23, 1.59］

有意とはならなかったがORの高い「過去1年間の耐性菌検出歴」も考慮すべきリスク因子である。
緑膿菌に関しては上記に加えて「慢性呼吸器疾患の既往」も有意なリスク因子である。

図5 NHCAPにおけるエンピリック治療決定フローチャート

*1：耐性菌
標準CAP治療で用いられる抗菌薬（緑膿菌をカバーしないβ-ラクタム系、マクロライド系薬、レスピラトリーキノロン）に低感受性を示す菌
治療に抗緑膿菌活性を有する抗菌薬あるいは抗MRSA薬を要する病原体を指す（例：緑膿菌、ESBL産生腸内細菌、MRSAなど）

*2：耐性菌リスク因子（表2）
SRの結果を踏まえ、重要な耐性菌リスク因子は以下の7つが挙げられる：
①挿管による人工呼吸管理を要する、②過去90日以内の抗菌薬使用歴、③経腸栄養、④低アルブミン血症、⑤免疫抑制状態、⑥過去90日以内の入院歴、⑦過去1年間の耐性菌検出歴
- 耐性菌リスク因子は、地域や施設により異なる可能性がある。表2で示した因子について、各地域・各施設において耐性菌リスクを高めているかを検証して、耐性菌高リスク・低リスク群の判定を行うことが望ましい
- 「過去1年間の耐性菌検出歴」は他の6因子よりもORが高く影響力の強い因子であり、この耐性菌検出歴を有する患者では耐性菌リスクが高いと判断して広域抗菌薬を使用することは許容される
- 緑膿菌に関しては上記に加えて「慢性呼吸器疾患の既往」も有意なリスク因子である

外来治療群	狭域抗菌薬治療群	広域抗菌薬治療群[*4] (耐性菌を考慮する群)
内服薬 ■ アモキシシリン・クラブラン酸[*1,*2]± ■ アジスロマイシンまたはクラリスロマイシン ■ レスピラトリーキノロン(ラスクフロキサシン、ガレノキサシン、モキシフロキサシン、シタフロキサシン)[*3]	**注射薬** ● A法 ■ スルバクタム・アンピシリン または ■ セフトリアキソンまたはセフォタキシム ± ■ アジスロマイシン(内服または注射)またはクラリスロマイシン(内服) ● B法 ■ ラスクフロキサシン[*3]	**注射薬** ● C法[抗緑膿菌活性(+)β-ラクタム系薬] ■ タゾバクタム・ピペラシリン ■ 第四世代セフェム系薬[*5] ■ カルバペネム系薬[*6] ■ タゾバクタム・セフトロザン ● D法[*7] ■ C法＋アミノグリコシド系薬[*8]またはニューキノロン系薬[*9] ● 抗MRSA薬[*10] ■ C法またはD法に追加で使用することを考慮

図6 NHCAPのエンピリック治療薬

- [*1]：高用量が望ましく具体的な投与量は「参考資料：代表的な抗菌薬名と用法・用量」を参照
- [*2]：スルバクタム・アンピシリンやアモキシシリン・クラブラン酸が無効なインフルエンザ菌があることに注意
- [*3]：結核に対する抗菌力を有しており、使用に際しては結核の有無を慎重に診断する。NHCAPでは誤嚥が病態に関与していることが多いため、嫌気性菌への活性をもつ抗菌薬を選択する
- [*4]：この治療を選択する際は、培養結果を確認後にde-escalation治療を考慮する
「過去1年間の耐性菌検出歴」を有する患者で広域抗菌薬を使用する場合は、過去に検出された際の感受性検査結果を参考に決定する。MRSAが検出されている際は定着の可能性もあることに注意する
抗MRSA薬は重症例で考慮する
- [*5]：セフタジジム、セフェピム、セフォゾプラン、セフピロム
- [*6]：メロペネム、ドリペネム、ビアペネム、イミペネム・シラスタチン
- [*7]：この方法をとる際は、C法での薬剤における各施設のアンチバイオグラムを参考にする。重症例などで考慮する
- [*8]：アミカシン、トブラマイシン、ゲンタマイシン
- [*9]：シプロフロキサシン、パズフロキサシン、レボフロキサシン
- [*10]：リネゾリド、バンコマイシン、テイコプラニン。D法を適用する際はアミノグリコシド系薬としてアルベカシンを使用できる

広域抗菌薬は必要？

　今回のガイドライン改訂に際して、NHCAPだから広域抗菌薬を使うというわけではなく、重症度（①敗血症性ショックかどうか、②A-DROP≧3点かどうか）と、耐性菌リスク（表2）の数を評価して、初期治療が狭域抗菌薬治療か広域抗菌薬治療かを選択することが推奨されています。

CRPが高くないからという理由だけで狭域抗菌薬から治療を開始するのではなく、**適切に重症度と背景因子を評価して抗菌薬選択を行う**ようにしましょう。

　選択の基準として追加で検討するとすれば、一つは**過去の培養結果**でしょう。過去の培養結果で喀痰から緑膿菌を代表とした耐性菌の検出がある場合には今回の原因菌となるリスクがあるので、カバーを行うかどうかについて考えましょう。もう一つはグラム染色を使用する方法です。重症度や耐性菌リスク因子評価に加えて、**良質な喀痰のグラム染色**でグラム陰性桿菌の貪食像が確認されない場合や、肺炎球菌の貪食像が確認される場合などはより根拠をもってEscalation治療を選択することができます。

　広域抗菌薬の使用を減らして、耐性菌を減らすことも意義があることですが、目の前の患者さんに対して、**適切な評価を経ずに狭域抗菌薬を投与することが抗菌薬適正使用ではありません**。HAP／NHCAPに該当する高齢者肺炎に対して、抗緑膿菌作用のない薬剤を選択する場合には、その根拠をもって選択するようにしましょう。

> **まとめ**
> セフトリアキソンまたはアンピシリン・スルバクタムを第一に考え、それぞれのメリット・デメリットを考慮してどちらかに偏りすぎないようにしましょう。また、広域抗菌薬が必要かどうかは背景因子や重症度を評価して選択するようにしましょう。

（山入）

［参考文献］
1) 日本呼吸器学会，編．成人肺炎診療ガイドライン2024．日本呼吸器学会，2024．
2) Yoshimatsu Y, et al. The clinical significance of anaerobic coverage in the antibiotic treatment of aspiration pneumonia: A systematic review and meta-analysis. J Clin Med. 2023; 12: 1992.
3) Bai AD, et al. Anaerobic antibiotic coverage in aspiration pneumonia and the associated benefits and harms: A retrospective cohort study. Chest. 2024; 166: 39-48.

はじめの指示の出し方は？

入院が決まると大慌てで指示を出さないといけないので、安静度などをじっくり考えられず、いつも同じ指示になってしまいます。誤嚥性肺炎の患者さんの、はじめの指示はどうしたらいいですか。　　　　　　（1年目研修医）

　入院が決まると、患者さんやご家族への説明、点滴の入力作業などに追われて、指示に時間をかけていられません。とはいえ、薬物治療と同じぐらい、非薬物治療が大事なのが誤嚥性肺炎です。看護師の行うケア一つ一つも、経過を左右します。いくつかの要点をお話しします（食事については**Q22**、p.71へ）。自分なりの肺炎指示セットを作ってみるのもよいかもしれませんね。

安静度：離床も治療の一つ

　誤嚥性肺炎は、安静にしていてよくなるわけではありません。むしろ、筋力低下、認知症の進行、せん妄、嚥下機能の低下、痰貯留や無気肺、ひいては肺炎の悪化につながりかねません。安静度は厳しく制限せず、生活の中で動く機会を積極的に設けるようにしましょう。例えば一人で歩くことは危なくても、介助や見守りがあれば安心ですね。私は安静度を「介助・見守りがあれば制限なし」としていることが多いです。また、尿道カテーテルを入れない（あるいは早めに抜去する）ことでトイレに行くよう促す、X線はポータブルではなく検査室で撮る、持続点滴は避けるといったことも、離床につながるひと工夫です。加えて、初日から理学療法を依頼し、離床や排痰をさらに

促します（これまでに勤務した病院では、肺炎の患者さんが入院したら条件反射的に理学療法を依頼させてもらっていました）。面会者との散歩を促すのもよいでしょう。

体位ドレナージ：褥瘡予防と混同しない

　誤嚥性肺炎は、臥床時間が長い方では背側に生じます。入院後そのまま仰臥位にしていれば、排痰が難しく、肺炎の悪化や無気肺をきたします。もともと喀出力が弱い方が多いので、入院当日から、排痰ドレナージを行いましょう。病棟で2時間ごとなどに行われている体位変換は通常は褥瘡予防を目的としているため、安心できません。狙いを定めて積極的に行う必要性を共有しましょう。身体所見をもとに「右下葉に痰が多いため、左側臥位の時間を長めに」などと個別化した指示を出せると、よいですね（**Q25**, p.85へ）。

酸素化：高ければよいわけではない

　低酸素血症に対する酸素投与は大事な治療ですが、口腔内を乾燥させ、汚染（細菌の繁殖）や味覚障害の原因にもなります。管が一つ増えることで、せん妄のリスクも高まり、管を心配して動かない患者さんも多いので廃用の進行も懸念されます。また、誤嚥性肺炎をきたす患者さんは、基礎となる肺疾患や神経疾患のためもともと換気障害があることも多く、酸素化を高く保ちすぎると、二酸化炭素貯留（Ⅱ型呼吸不全）きたすかもしれません。活気や嚥下機能をかえって低下させないよう、酸素投与の量と期間は必要最小限に抑えます。ただし、呼吸器疾患がある場合に、食事動作に伴い低酸素血症をきたして食欲の低下や誤嚥を招くことがあります。食事中や労作時には、必要量をしっかり投与できるよう、呼吸数や呼吸様式も評価しましょう。

口腔ケア：初日から少しずつ、保湿もしっかりと

　誤嚥性肺炎の最大の原因は、口腔内常在菌です。つまり口腔内をきれいに

しておかないと、肺炎がよくならないどころか、遷延や再燃の原因になります。口腔内の汚染は急に除去しようとしてもかえって傷つけることがあります。食事を摂取する、しないにかかわらず、初日から保湿と清掃を行うよう看護師と共有します。通常の口腔ケアでは難しそうな場合は、できれば歯科衛生士や歯科医に助言をもらうようにしましょう。

　こうした指示は、取り急ぎ口頭で依頼することはありますが、次の勤務帯へも引き継がれるよう、規定の指示簿に記載することも忘れないようにしています。また、記載方法がわかりにくくないかや、現場で実践しづらい（無茶な）指示になっていないかなど、看護師と相談してみるとよいでしょう。指示簿の一例を示します。

【指示簿の例】

- 安静度：介助や見守りがあれば制限なし
- 飲水　：ベッドを45度に上げて枕で頸部を前屈し、スプーンで少量ずつ飲水可
- 食事　：飲水時の姿勢で、ゼリーをスライス状にして介助でゆっくり摂取
- 酸素　：SpO$_2$ 89％以下で1 L/分ずつ増量、経鼻4 L/分でDr.Call
　　　　　SpO$_2$ 94％以上で1 L/分ずつ減量、なるべく中止を目指す
- その他：口腔ケアの徹底とこまめな口腔内保湿をお願いします
　　　　　右下葉背側に痰が多いため左側臥位を長めに、しっかり体位変換をお願いします

まとめ

入院初日から離床や排痰ドレナージ、口腔ケアを心がけることも肺炎治療であることを意識した、明確な指示を出しましょう。過剰な酸素投与による弊害にも気を付けましょう。

（吉松）

はじめは絶食？

誤嚥性肺炎の患者さんは、入院時はよくわからないのでとりあえず絶食にしています。いつ食事を開始していいのか、どの食事から開始するのかは、どうやって判断するのですか。

（2年目研修医）

誤嚥性肺炎と聞くと、病状を悪化させるのが心配で、つい絶食にしてしまいます。しかし、絶食で肺炎が治るわけではなく、かえって悪化させてしまうことも多いのです。経口摂取の可否は、根拠に基づいて判断しましょう。

治療であり訓練でもある、経口摂取の継続

誤嚥性肺炎になる患者さんの多くは、嚥下機能がもともと低下しています。絶食になって嚥下する回数が普段より減ると、まるで「嚥下訓練を中断している」状態になるため、嚥下機能はさらに低下します。絶食が長引くと予後が悪化することがわかっています[1]。口を使わないと唾液の分泌が低下し、口腔内が不衛生になり、肺炎を繰り返しやすくなります。点滴では十分な栄養を摂取しにくく、臥床時間も増え、栄養障害や廃用、褥瘡も招きます。さらに、食事は精神面への役割も担っています。食事をとらなくなると、日夜のリズムがなく、せん妄や意欲の低下も起こしやすくなります。食事の代わりに入れた点滴や胃管を抜かれないようにと安静や身体抑制を強いれば、さらに負の循環に陥ります。**経口摂取という日常を中断させることは、想像以上に責任が重い**ことを記憶しておいてください。

それでも、どうしても絶食が必要なとき

　いくら経口摂取を継続したほうがいいとわかっていても、治療上、どうしても絶食が必要なときもあります。例えば、何かを口に入れたとしても、それを認識できないほど高度の意識障害や認知症があるときは、窒息する危険性があります。あるいは、酸素を10L/分投与するほど呼吸状態が不安定なら、食べると酸素化がさらに低下するでしょうし、頻呼吸により誤嚥のリスクも高まります。また、体を起こすことができないほどの循環不全や安静度の制限があるなら、食事どころではないですね。このように、意識障害、呼吸不全、循環不全が高度の場合には、病状を悪化させる危険性があるため、絶食もやむを得ません。まずは全身状態を改善させることを優先します。ただし、絶食期間が長引くほど機能は低下します。できるだけ速やかに経口摂取を再開できるように、**絶食を指示した場合には、翌日に再評価する**ところまでをひとくくりとすることを、習慣づけましょう。

　また、口腔内の環境も重要です。例えば唾液も嚥下できずにあふれてくるときや、喉元でゴロゴロと音が鳴っているとき、痰を自分で排出できていないときには、水を飲ませようとしても口から手前へこぼれ出たり、誤嚥する可能性が高まります。診察時に口腔内を観察することに加えて、吸引がどれぐらい必要かを担当看護師に教えてもらいましょう。口腔内が高度に汚染したままで水を誤嚥すれば、口腔内の汚れも一緒に気道へ入っていきます。口が乾燥し汚れきった状態では、舌や喉をうまく動かせず、本来の嚥下機能を発揮できません。入院時から早急に口腔ケアを行いましょう。すぐにきれいになればそのまま嚥下評価と食事の開始を検討できますが、汚れが硬くこびりついて取れないときには、きれいになるまでに日数がかかることもあります。こういうときは、経口摂取を焦らず、翌日に再評価することとします。歯科衛生士や歯科医への相談も検討しましょう。

絶食が不要な、ほとんどの症例

今まで絶食としていた中でも、この視点でみると、初日から経口摂取を開始できる症例が多いのではないでしょうか。意識、呼吸、循環動態がある程度保たれているなら、口をきれいにして、嚥下評価を行い、経口摂取を何らかの形で継続しましょう。**嚥下評価を行う基準は、救命救急のABCDEに準じて記憶**しておくと、現場でも思い出しやすいですよ（表6）。

表6 嚥下評価を行う基準

A	気道	唾液や痰があふれてこない
B	呼吸	呼吸数≦20回/分、酸素は経鼻投与、吸引の頻度が多くない
C	循環	30度以上ギャッジアップした体勢を維持できる
D	意識	覚醒を維持できる、水や食べ物を認識できる
E	口腔内環境	湿潤している、清潔である

入院時の習慣にしておきたい、簡単な嚥下評価

まずは口の動きを観察しましょう。開口や挺舌ができるでしょうか。嚥下を評価する最も非侵襲的な方法は、飲食物や器具を使わない、**反復唾液嚥下テスト**です。患者さんの前頸部（舌骨と甲状軟骨）に指を当てて、30秒間でできるだけ何回も唾液を嚥下してもらいます。30秒間に嚥下できた回数が3回未満であれば、嚥下障害があるとされます（嚥下造影と比較して、感度98％、特異度66％[2]）。しかし、こうした指示に従うことが難しい方もいるでしょう。嚥下ができるかどうか自体をみることが目的なので、回数にこだわるよりは、**「通常なら嚥下が惹起される状況」で嚥下が起こるかどうかを確認**します。例えば口を大きく開けたり舌を動かしたりしたあとは嚥下が起こりやすいので、咽頭や舌の診察後、口腔ケア時に嚥下が起こるか観察します。

唾液嚥下ができていれば、次に水を用います。嚥下評価を行う条件が整っていれば、もし水が気道に入っても、大きな問題にはなりません。**改訂水飲みテスト**は安全で、感度70％、特異度88％と信頼性もあります[3]。ベッドを

30度以上ギャッジアップし、枕で頸部を前屈させます。冷水3 mLを口腔底に注ぎ、飲み込むように指示し、下記のように点数をつけます。4点以上なら最大2回繰り返し、最も低い点数が3点以下なら問題があると判断します。

1点	嚥下なし、むせるまたは呼吸切迫
2点	嚥下あり、呼吸切迫
3点	嚥下あり、呼吸良好、むせるまたは湿性嗄声
4点	嚥下あり、呼吸良好、むせない
5点	4点に加え、反復唾液嚥下が30秒以内に2回可能

嚥下機能に大きな問題がなさそうなら、食事を開始します（**Q29**、p.100へ）。普段より少し難易度を下げた食事形態をひとまず選択し、摂取状況を観察してもよいでしょう。嚥下機能や喀出能に心配があるものの、少量なら摂取できそうであれば、水やゼリーを慎重に開始し、翌日に再評価しましょう。

意識障害、呼吸不全、循環不全、口腔内不衛生のいずれかがあるときは、まずその改善を優先し、翌日に再評価します。いずれもないときは、簡易的な嚥下評価のもと、水分やゼリーだけでも経口摂取を継続しましょう。

（吉松）

[参考文献]

1) Maeda K, et al. Tentative nil per os leads to poor outcomes in older adults with aspiration pneumonia. Clin Nutr. 2016; 35: 1147-1152.
2) 小口和代，他．機能的嚥下障害スクリーニングテスト「反復唾液嚥下テスト」(the Repetitive Saliva Swallowing Test: RSST) の検討．リハビリテーション医学．2000；37：383-388．
3) Osawa A, et al. Water-swallowing test: screening for aspiration in stroke patients. Cerebrovasc Dis. 2013; 35: 276-281.

薬だけ続けていい？

入院後にまた誤嚥するといけないのではじめは絶食にしていますが、重要な内服薬だけは、中止せずに飲んでおいてもらいたいです。安全に内服してもらう方法は、ありますか。

（2年目研修医）

抗凝固薬や抗不整脈薬、ステロイド……。やめにくい薬はたくさんありますね。誤嚥が心配で絶食にしたとしても、薬ぐらいなら大丈夫な気がしてしまいます。しかし、内服には、意外と落とし穴や工夫の余地が多いのです。

「絶食、内服時のみ飲水可」の指示に秘めた矛盾

内服は確かに、量は食事よりずっと少ないです。しかし、液体と固形物という異なる性状のものを同時に飲み込むという、**難易度の高い動作**でもあります。実は水だけを飲むよりも難しく、固形物を食べるよりも危険なときもあります。薬を飲むとき、口の中に入れた薬に集中しながら、下顎を挙上させます。すると、流れの速い水はさらさらと奥へ流れます。嚥下機能が低下した患者さんなら、これに反応できず、喉頭が閉鎖しないまま、水で誤嚥するかもしれません。あるいは、乾燥した口腔内に薬が貼り付いてしまうかもしれません（上顎や口腔底、歯などに錠剤がこびりついているのを、よくみかけます）。これは潰瘍や炎症、味覚障害の原因となり、就寝中に唾液や口腔内菌とともに誤嚥すると、無気肺や気道損傷の原因になります。誤嚥をしなくても、誤嚥を恐れて少量の水で飲んだり、服用後すぐに臥床すると、食道内に残留して潰瘍をきたしやす

くなります。絶食にするほど嚥下機能や全身状態がすぐれない患者さんが、安全に内服できるかというと、残念ながらそうではありません。

それでもなお、必要な内服薬であるか

　では、こうした危険を伴ってでも、飲まなくてはならない薬とはどういったものでしょうか。幸いほとんどの薬剤には注射薬があり、皮下投与で代用できるものも多くあります。抗不整脈薬や降圧薬、抗パーキンソン薬は、貼付薬で一時的に代用できるか検討します。抗血栓薬は、ヘパリン化の煩雑さを考えると内服してもらいたいところですが、1日ぐらいは休薬できないでしょうか。注射薬がない甲状腺機能低下症の治療薬は半減期が1週間ほどあるため焦る必要はありません。認知症治療薬だけは続けてほしいとご家族にお願いされることがありますが、危険をおかしてまで服用するものではありません。**入院をきっかけに、常用薬の必要性も見直し**てみませんか（**Q19**,p.59へ）。

それでもなお、絶食が必要な嚥下機能であるか

　逆に、薬を内服できる嚥下機能と判断したならば、水分やゼリー、ミキサー食など、均質（内服より難易度の低い）ものは、摂取できそうということになります。「飲水は内服時のみ」と限定せず、「少量ずつ飲水可」とできないでしょうか。さらに、少量のゼリーを提供できれば、たとえ栄養量としては足りなくとも、患者さんの励みやせん妄予防、嚥下訓練にもなります。少しでも摂取機会を増やすと嚥下や消化管、口腔機能の維持にも有用です。

「とろみ水で内服」や「粉砕」の落とし穴

　とろみのない液体は流れが速くて誤嚥をしやすいので、とろみ水で飲めば安全と思われがちです。確かに、とろみをつけることで、誤嚥を減らせるこ

ともあります。しかし、とろみが濃くなるほど、飲み込むのに力が必要になり、**咽頭に残留しやすく**なってしまいます。また、とろみ剤や薬剤の種類によっては、**錠剤の崩壊や溶出に影響を及ぼし、薬効が発現されにくくなる**ことがわかってきています[1,2]。このため、入院を契機に服薬時にとろみ水を用いるようになると、例えば抗凝固作用が発現されにくくなり塞栓症のリスクが増えるかもしれません。あるいは、とろみの使用を中止すると、血糖降下薬の効果が強まり、低血糖をきたすかもしれません。とろみを開始・中止するときにはこのことも念頭に置きましょう。どうしてもとろみ水で服薬するときは、薬を砕いてから飲むとよいとされます。しかし手間がかかるほか、薬剤が飛散して介護者が曝露したり、投与量が減ってしまう可能性もあります。また、徐放剤や期待される薬効により、粉砕できない薬剤もあります。

安全に服薬してもらうために：飲み方の工夫

とろみで服薬する代替案の一つが**簡易懸濁法**です[3]。これは、薬を55℃のお湯（一般的な水道から出るお湯）に10分ほど浸しておくと溶ける性質を用いた方法で、経管投与のために開発されました。錠剤を粉砕するより安全で、チューブを閉塞させにくいのです。看護師にとっては投薬時に少し手間がかかりますが、閉塞したチューブの入れ替えや患者さんの安全を考えると、それでも簡易懸濁法が推奨されます。経口内服の際も、懸濁液にとろみをつけて口から飲むことで、錠剤をとろみ水で服用するよりは安全性や薬効の発現を期待できるのではないかともいわれています。処方を変更するときも、該当薬だけ取り出すことができて、すべて破棄するより経済的です。ただし、薬物動態や苦みには注意が必要です。実施方法の動画もご参照ください（http://www10.showa-u.ac.jp/~biopharm/kurata/kurata_method/index.html）。

また、液体の嚥下が難しいとき、水オブラート法は簡便です。薬をオブラートで包み、水に浸してから飲むことで、つるっと喉を通過しやすくなります。スプーンにすくったゼリーやプリンなどの中に錠剤を入れ込む方法も、つるんとまとまって嚥下しやすくなります。

薬をお粥に混ぜ込む場面もみかけますが、茶碗一杯のお粥に薬を入れてしまうと、全量食べないと薬を全量摂取できなくなるので、少量を取り分けてから薬を入れるようにします。ただし、お粥は苦いものという印象がついてしまうと、食事摂取が進まない原因にもなります。糖衣錠などは特に粉砕すると強い苦みが出るため、注意が必要です。ステロイドも強い苦みを伴います。さらに、空腹時の服用が推奨されている薬剤は食事とともに摂取することで薬効が低下することもあります。**最適な内服法は、薬剤師と相談**しましょう。また、内服時には、気道確保時のような、誤嚥をしやすい姿勢になりがちです。内服する様子を観察し、頸部を前屈して飲み込むよう、指導します。

安全に服薬してもらうために：処方の工夫

内服が難しいとはいっても、どれぐらい難しいのでしょうか。肺炎治療の際に用いられやすい薬剤と、その大きさを挙げてみました（表7）。よく処方している抗菌薬や去痰薬は、**ピーナッツの丸呑みに値**します。痰が多いからと去痰薬を処方しているつもりが、錠剤の咽頭残留に伴い、かえって分泌物が増えている可能性さえあります。

嚥下機能が低下しているかもしれない患者さんへの処方は、できるだけ小さな錠剤や口腔内崩壊錠（OD錠）を選ぶと、咽頭を通過しやすくなります（添付文書に直径や厚みが書かれています）。ただし、薬が小さすぎると、包装から出しにくい、つかみにくいといった問題もあります。薬を落としてしまったり、飲みにくくて諦めてしまうこともあります。さらに、OD錠は口腔内で崩壊はするものの吸収はされないため、しっかりと嚥下しないと薬効は出ません。口腔乾燥が強いと口腔内での崩壊も妨げられるため、必ずしもOD錠がよいとは限りません。また、剤形を問わず、口腔内に貼り付いたり誤嚥するリスクはあるため、最小限の薬にすることが大前提です。粉末は窒息の原因にはなりにくいものの、口腔内や咽頭に広がってしまって飲み込みにくいことがあります。内服回数をできるだけ少なくする、覚醒度のよい昼食時に内服を統一する、あるいは介助者がいる夕食後に統一する、といった配慮も重要です。

表7 肺炎治療の際に用いられやすい薬剤とその大きさ

薬剤	大きさ（mm）	同じ大きさのもの	代替案
オーグメンチン®（250mg）	16.1×7.6×6.6	ピーナッツ	ユナシン®細粒小児用
クラビット®（500mg）	16.2×7.9×5.6	ピーナッツ	簡易懸濁、粉砕
カロナール®（500mg）	17.5×7.5×5.3	ピーナッツ	粉末製剤、200mg錠、座薬
ムコダイン®（500mg）	15.1×6.6×5.7	ピーナッツ	シロップ製剤
バイアスピリン®（100mg）	7.3×7.3×3.2	大豆	アスピリン末
メインテート®（5mg）	7.5×7.5×2.5	大豆	ビソノ®テープ

　難しいことはさておき、まずは**患者さんが内服をしているところをみてみましょう**。工夫を考えるのは、そこからです。状況がわかると、どうしたら内服しやすくなるのか、薬剤師にも相談できますね。

服薬は難易度の高い動作です。入院を機に、薬の必要性や、より安全に服用する工夫を、患者さんや薬剤師と相談しましょう。服薬ができる状態ならば、飲水や食事を開始することも考えましょう。

（吉松）

[参考文献]

1) Ruiz-Picazo A, et al. Effect of thickener on disintegration, dissolution and permeability of common drug products for elderly patients. Eur J Pharm Biopharm. 2020; 153: 168-176.
2) Atkin J, et al. Modified medication use in dysphagia: the effect of thickener on drug bioavailability-a systematic review. Eur Geriatr Med. 2024; 15: 19-31.
3) Kunieda K, et al. A safe way to administer drugs through a nutrition tube—the simple suspension method. Dysphagia. 2022; 37: 318-322.

口腔ケアのコツは？

口腔ケアを嫌がられ、口を開けてくれなかったり、暴れられてしまったりして危ないです。口腔ケアが患者さんにも看護師にも、怖いものになってしまっています。どうしたらよいですか。

（呼吸器病棟看護師）

　歯垢1g中に含まれる細菌の数は、便1gと同等です。歯につけたままにしていると、味覚障害や肺炎をきたします。口腔ケアは誤嚥性肺炎の最も重要な予防法の一つであり、嚥下の訓練にもつながります[1]。『成人肺炎診療ガイドライン2024』でも、口腔ケアは副作用が少なくて簡便でありながら肺炎の予防効果や医療費削減効果があることから、肺炎予防に対して、口腔ケアを推奨しています[2]。ただし、口を優しく拭うだけでは、バイオフィルム（細菌で形成された膜）やその下に増殖している微生物を除去できません。患者さんに苦痛を与えてしまったり、ケア中に誤嚥させてしまったりすることもあります。安楽・安全で効果的な方法を習得したいですね。

口腔ケアは、なぜ嫌がられるのか

　口腔ケアを嫌がる患者さんは、「不穏状態で拒否をしている」と判断されることがあります。ただ、患者さん側からすると、急に口に道具を入れられ、強く磨かれ、痛みを伝えようとしたのに押さえつけられれば、恐怖感を覚えるでしょう。唾液が貯留して、溺れる感覚かもしれません。口腔ケア中は頸部が後屈した「気道確保」の姿勢になりやすいため、唾液を誤嚥してしまっ

て苦しんでいるかもしれません。以前のケアで苦しんだ記憶が蘇ったり、味覚障害のため口腔ケア製剤が苦く感じることもあります。**嫌がられる理由を考え**て、最短時間で、最小限の苦痛で、口腔ケアを行いましょう。

声かけと姿勢作りから始まる口腔ケア

　安全な口腔ケアは、姿勢をとるところから始まっています。口腔ケア中に誤嚥しないように、食事時の注意点を思い出しましょう。姿勢のとり方として、まず、ベッドは頭部を30度以上挙上し、枕を1～2個用いて頸部を前屈します。ケア中に体がずり落ちてくると不快感や疲労をきたすので、姿勢が安定するように、膝の下にクッションを入れ、下肢も少し挙上するなど、下半身の体勢にも気を配ります。介護者の疲労にも配慮し、ベッドの位置や高さを調整します。車椅子で行う場合は特に頸部が後屈したり疲労しやすいため、ヘッドレストを利用するか、枕や腕で頭部を支えます。また患者さんに不安や恐怖感を与えないよう、こうした準備に際しても、挨拶や笑顔を忘れず、口腔ケアを行うとどんなによいことがあるのか、次に何をするのかを一つずつ、説明し理解してもらいましょう。

保湿に始まり、保湿に終わる

　口腔ケアは保湿が鍵です。誤嚥性肺炎の患者さんは、加齢や薬剤、脱水の影響により唾液分泌が低下しているうえに、酸素投与、口呼吸、開口状態などのため、口腔内が乾きやすい状態です。乾燥すると亀裂を生じ、細菌も繁殖します。また、痛みや味覚障害をきたして食欲が低下し、咀嚼や嚥下にも障害が出ます。粘膜が脆弱化し義歯による痛みも出やすくなります。

　口腔ケアを始める際、まず、口唇や口角のひび割れを予防するために、口唇に優しく保湿剤を塗布します。また、口腔ケアの効果が発揮されるよう、終了後には口腔内も口腔内専用の保湿剤で保湿します。保湿剤は患者さん自身に舌で広げてもらうと、不快に感じにくく、舌の運動にもなります。届き

にくいところへは、介護者の指や綿棒、スポンジブラシなどで塗布します。厚く塗っても保湿効果は高まらず、汚染源になるため、薄く塗ります。製品によって感触や味が異なるため、試供品を使って、継続しやすいものを選んでもらうのも一つです。

　さらに、日中を通して**こまめに口腔用の保湿剤を使用**します。百円均一ショップでも売っているスプレー容器に移し替えてベッドサイドに常備し、介護者が訪室するたびに噴霧するようにすると、手軽に継続できます。

　口腔用の保湿剤には様々な種類があります。液体状のものは、うがい時に使用するほか、スポンジブラシに含ませて絞って使用したり、スプレー容器に入れれば噴霧もできます。軽度の乾燥時には使いやすく、不快感を生じにくいタイプです。手が届きにくいところも噴霧だと保湿されやくなります。ジェル状のものは、重度の乾燥がある患者さんでは保湿効果は高いですが、ネバネバした不快感も生じやすいため配慮します。

　そのほか、乾燥をきたしうる薬剤（利尿薬や向精神薬）の減量や中止、酸素投与の減量や中止（5L/分以上では加湿）、水分バランスの調整などにより乾燥を防ぎ、経口摂取や会話、口の体操を通じて唾液分泌を促す工夫も必要です。

開口してくれないとき

　患者さんが口を開けようとしないことがあります。痛みや不快感のほか、認知症や意識障害、過緊張状態、脳血管障害後遺症の咬反射などが関与します。前述の声かけや保湿に加えて、ボディタッチや口の周りをほぐす運動で脱感作を行い、外側や前歯から少しずつ、触れる範囲を広げていきます。**K-point刺激法**と呼ばれる方法もあります。歯の外側に沿ってアイス綿棒や指、KTスプーンなどを挿入し、上下の歯を噛み合わせた頂点（K-point）を軽く圧迫刺激すると開口を促せます。時間帯によって患者さんの協力の得やすさが変動する場合は、患者さんの受け入れのよい時間帯に行えるよう、口腔ケアのタイミングを調整します。また、バイトブロックや開口補助具の活用も考えましょう。

苦痛になりやすいところを抑えた対策

　口腔内をよく観察することは口腔ケアを行ううえで重要です。指で頬粘膜や口唇も広げ、ライトを用いて舌や歯の裏まで確認します。このとき、口角を横に引っ張ったり、口唇を指で挟んで引っ張ったりすると、痛みの原因になるため行わないよう注意します。

　歯垢や歯間部の汚れは歯ブラシや歯間ブラシで除去します。歯ブラシはヘッドが小さくて可動性のよいものを選び、磨く強さを患者さんに確認しながら行うと信頼されやすいでしょう。次に、保湿剤や水分でふやかしておいた汚れを奥から手前へと除去していきます。スポンジブラシ、舌ブラシ、口腔用ウェットティッシュなどを用いて、吸引も併用します。舌は強くこすれば汚れが取れるわけではなく、不快感を生じやすいので特に注意します。一度にすべての汚れを取ろうとするのではなく、少しずつ取っていく根気も大事です。

　うがいができる患者さんでは、うがいで汚れを取り除きます。ただし、上を向いてのガラガラうがいは、誤嚥をしやすくなります。行った際は、湿性嗄声や痰絡み、呼吸状態の変化など、喉頭侵入や誤嚥の徴候がないかを確認します。ガラガラうがいが難しいときには、頸部を後屈させず前を向いた状態でのブクブクうがいのみにするか、口腔用ウェットティッシュで拭き取るなどして、汚れの取り残しがないようにします。

忘れてはいけない、義歯のケア

　義歯も汚れや歯垢がつきやすく、細菌の塊のようになっています。歯と同じように、日々のケアをきちんと行うことで誤嚥性肺炎のリスクを低下させます[3]。洗浄液に浸してから、専用ブラシを用いて、流水下で汚れをよく落とします。傷の原因になってしまうため、通常の歯磨き粉は使いません。歯、粘膜、金属の部分のぬめりがなくなるまで、きれいに洗いましょう。

　義歯は咀嚼だけでなく唾液嚥下や飲水、発話にも必要です。長く外していると合わなくなるため、日中は常時、装着し、夜間は粘膜を休めるために外

します。乾燥すると変形しやすくなるため、外すときは水に浸けておきます。

困ったときは、早めに相談を

　一般的な口腔ケアでは汚れが取れないときや、痛みや出血がおさまりにくいときなど、困ったときは**早めに歯科衛生士や歯科医に相談**しましょう。院内に歯科のない病院も、ほとんどの場合は近隣の歯科医院から訪問診療をしてもらえる提携を結んでいます。自施設の取り決めを確認しておきましょう。また、退院後もケアが続けられるよう、**かかりつけの歯科へつなげる**（診療情報提供書を渡す）ことも重要です。情報を提供するだけでなく、逆に日頃の様子を教えていただけることもあります。最近では、摂食・嚥下の領域に造詣の深い歯科医や、訪問診療で熱心に嚥下評価や訓練に取り組んでいる医院もあります。近隣にはどのような歯科医院があるかを知っておくと有用です。

まとめ

口腔ケアは誤嚥性肺炎の予防に必須です。しかし患者さんの苦痛の原因や誤嚥のリスクにもなります。優しく声をかけながら、安全な姿勢で、十分な保湿をしたうえで行います。義歯のケアや歯科との連携もお忘れなく。

（吉松）

[参考文献]
1) van der Maarel-wieink CD, et al. Oral health care and aspiration pneumonia in frail older people: A systematic literature review. Gerodontology. 2013; 30: 3-9.
2) 日本呼吸器学会『成人肺炎診療ガイドライン2024』
3) Kusama T, el al. Infrequent denture cleaning increased the risk of pneumonia among community-dwelling older adults: A population-based cross-sectional study. Sci Rep. 2019; 9: 13734.

吸引の目安や、排痰のコツは？

痰を吸引する基準が、看護師によって曖昧です。どのように統一するとよいでしょうか。また、専門家でなくても自己喀出を安全に促せる排痰法を教えてください。
(慢性呼吸器疾患看護認定看護師)

誤嚥性肺炎の患者さんでは半ば反射的に行われるほど日常化している「吸引」ですが、数ある排痰法の一つに過ぎないこと、大きな侵襲を伴う専門的な処置であることを再認識しましょう。

吸引は第一選択ではなく、最後の手段

喉や鼻腔に触れられることは不快です。皆さんも咽頭診察や感染症の迅速検査を受けたことがあると思います。お茶でむせ込む苦しさも記憶しているでしょう。気管吸引では、カテーテルを気管内に入れられ、息を止めさせられ、さらに気道に残った空気も吸い取られます。看護師に聞くと、「自分ならしてほしくない処置」の第1位だそうで、これは当然の結果かと思います。

つらいなりに意義があれば別ですが、吸引が必須ではないときにも行われているのが現状です。気道損傷や攣縮、感染、嘔吐、不整脈や血圧上昇などの合併症も起こりうることを認識しましょう。**自己排痰を練習して習慣づけていく**ほうが、退院後も継続できます。ベッド上で尿が出ないからといって真っ先に導尿するのではなく、トイレに移ってみたり、腹圧をかけたり、脱水がないか確認して飲水を促したり、排尿調整薬を試すのと似ています。

痰を喀出させる4つの要素と、それぞれへの介入

　痰は気道上皮の線毛運動によって運ばれ、重力、痰の粘性、咳に後押しされて、排出されます[1]。これら4つの要素を手助けする方法をご紹介します。

〚 線毛運動 〛

　痰は気道上皮の線毛運動により、毎分1cmずつ中枢側へ運ばれます。つまり、末梢気道にある痰は40分で主気管支まで到達します。線毛運動は、喫煙や慢性気管支炎、気管支拡張症などにより低下します。原疾患の治療が基本ですが、マクロライドの少量長期投与には線毛運動の改善効果が報告されています[2]。長期投与では副作用も無視できないため、慎重に判断します。

〚 重力 〛

　誤嚥性肺炎は、誤嚥物が貯留しやすい下肺野の背側に好発します。痰が貯留している部位を上にする（右下葉の肺炎であれば、左側臥位にする）と、痰を出しやすくなります。腹臥位になるとさらに出しやすいですが、安全に長時間行うことは難しい体位です。抱き枕などを利用して、半腹臥位（シムス位、135度側臥位）にすると、呼吸が楽になります。病棟で定期的に行われる体位変換でドレナージもできているつもりになっていても、多くは褥瘡を予防するためで、痰への重力効果は期待できません。身体が真横を向くように、しっかり側臥位（あるいは半腹臥位）の姿勢をとれるよう看護師や介護者と共有しましょう。

〚 痰の粘性 〛

　痰を軟らかくすることも重要です。高齢者は口渇感を感じにくく、また排尿の煩わしさなどから飲水量が少なくなり、脱水傾向にあります。さらに、溢水を懸念して輸液を最小限にしていると、痰はどんどん固くなります。適切な水分管理、去痰薬の内服やネブライザー吸入（**表8**）で痰の粘稠度を下げることも、肺炎の基本治療です。マスクや口腔用保湿剤などの乾燥対策や、酸素の加湿（5 L/分以上の場合）、部屋の湿度にも気を配りましょう。

表8 喀痰治療薬

● 産生・分泌の抑制

	作用	代表的な治療薬	性状と効果[1] 漿液性喀痰	性状と効果[1] 粘液性喀痰
杯細胞過形成の抑制	杯細胞化生・過形成を抑制し、気道粘液産生を抑制する	マクロライド系抗菌薬、クリアナール®、スペリア®	−	◎
副交感神経の抑制	副交感神経の節後線維末端から放出されるアセチルコリンと粘液細胞上のムスカリン受容体との結合を阻害する	抗コリン薬	◎	◎
化学伝達物質の抑制	活性酸素、プロテアーゼ、脂質メディエーター、サイトカインなどを抑制することで粘液の産生や分泌を抑制する	抗アレルギー薬、LTRA、コルチコステロイド	○	○

● 分泌物排除の促進

	作用	代表的な治療薬	性状と効果[1] 漿液性喀痰	性状と効果[1] 粘液性喀痰
粘液溶解	ムチンを分解して気道粘液の粘稠度を低下させる	ビソルボン®、ムコフィリン®[2]、チスタニン®	−	◎
粘液修復	気道粘液構成成分を正常化させる	ムコダイン®	◎	◎
粘液潤滑	肺サーファクタントの分泌亢進により、気道粘液と気道上皮との粘着性を低下させる	ムコソルバン®、ムコソルバン® L、	○	◎
線毛運動賦活	線毛運動を賦活化させることで、粘液線毛クリアランスを促進する	β_2阻害薬[3]	○	○
上皮細胞からの水分過剰分泌の抑制	気道上皮細胞のクロライドチャネルを介する水分の過剰分泌を抑制し、線毛運動に適したゾル層の厚さに調節する	マクロライド系抗菌薬	○	○
咳嗽誘発	咳嗽反射を亢進させる	ACE阻害薬	○	○

◎：効果が期待される、○：効果の可能性がある
※1：各薬剤の添付文書に基づいて判断した　※2：吸入液のみ　※3：粘液分泌を亢進させる可能性がある

(咳嗽・喀痰の診療ガイドライン2019作成委員会. 咳嗽・喀痰の診療ガイドライン2019. 日本呼吸器学会, 2019. p.28より作成)

〚 効果的な咳 〛

　咳で痰を気管から出せるかどうかは、空気の量と速度にかかっています。喉頭感覚が低下していると咳嗽が出にくく、出たとしても、呼吸筋力の低下や全身衰弱を伴うとその力は弱く、呼吸不全があると流速も低下し、痰が出てくるような咳ができません。喉元まで痰が上がってきている場合には、うがいや、ハフィングなどの手法が有効なことがあります。ハフィングは、息を深く吸い込み「ハッ！　ハッ！　ハッ！」と強く吐き出すことで排痰を促す呼吸法です。また、痰への直接的なアプローチに気をとられがちですが、体を動かす機会が増えること自体が、痰を動かしやすくし、排痰を促します。栄養療法や離床により体幹を鍛え、呼吸理学療法も依頼しましょう。

どうしても吸引が必要なとき

　吸引も排痰法の一つですが、医療処置である以上、適応があります。痰があって苦しがっている（あるいは呼吸不全をきたしている）とき、かつ自己排痰ができないときが、吸引が必要なときです。誤嚥をして自己喀出ができないときや、無気肺や窒息、感染の改善に必要な場合は、愛護的に吸引を行います。食後や体位変換時の吸引が日常業務に組み込まれていることがありますが、痰が問題になっていないようであれば、吸引をする必要はありません。むせこんでいるときも、まずは自己排痰を促す習慣をつけましょう。

吸引の、よくある誤解

　気管吸引も違和感なく受け入れられがちですが、実は気管までカテーテルを進めてもよいと広く認められているのは、気管挿管や気管切開孔がある場合のみです。挿管されていない患者さんの口腔吸引は口腔内、鼻腔吸引は鼻咽腔内の分泌物を吸引することが主目的です。誤嚥性肺炎を起こす患者さんでは喀出が困難であることが多く、気管吸引が効果的とみられる患者さんもいますが、適応とリスクを考えて判断します。また、気管吸引を行った場

には、それが**有効であったかどうかを振り返り、次に同様の症状が出たときの対策まで検討する**ようにしましょう。

　また、吸引中にカテーテルを上下動させることで吸引量が増えるというエビデンスはありません。むしろ、気管壁を損傷する恐れがあるため、ガイドラインでも注意喚起がなされています[4]。患者さんの苦痛も増強します。より安全に吸引効果を上げるには、カテーテルを指先でひねって回すほうが許容され、特に多孔式の吸引カテーテルでは有効です。

　吸引は、あまり学ぶ機会がないわりに疑問に思うこともなく日常的に行われていますが、こうした誤解や、工夫の余地にあふれています。謙虚な姿勢で、職種を越えて教わる姿勢を持ちましょう。これは入院中だけでなくご家族への指導時にも留意しておきたいことです。

まとめ

痰は反射的に吸引せず、まず自己排痰を促しましょう。痰を出す4つの要素に沿って、全身管理や理学療法、薬物療法など、多面的に介入します。どうしても必要なときは、愛護的な吸引を心がけます。

（吉松）

[参考文献]
1) 道又元裕．正しく・うまく・安全に　気管吸引・排痰法．南江堂，2012．
2) Fan LC, et al. Effects of long-term use of macrolides in patients with non-cystic fibrosis bronchiectasis: A meta-analysis of randomized controlled trials. BMC Infec Dis. 2015; 15: 160.
3) 咳嗽・喀痰の診療ガイドライン2019作成委員会．咳嗽・喀痰の診療ガイドライン2019．日本呼吸器学会，2019．
4) 日本呼吸療法医学会，他編．気管吸引ガイドライン2013（成人で人工気道を有する患者のための）．
https://minds.jcqhc.or.jp/docs/minds/ES/CPGs2013_EndotrachealSuction.pdf

呼吸リハビリテーションは、いつ行う？

肺炎の患者さんには呼吸リハビリテーション（以下、呼吸リハビリ）がよいと聞きますが、どのような効果がありますか。誤嚥性肺炎の場合は、どういうときに呼吸リハビリを依頼したらよいですか。　　（3年目循環器内科専攻医）

　呼吸リハビリは、大きく分けると、「呼吸理学療法」と「運動療法」の二つで構成されます。これらは肺炎の治療の一環であり、排痰や廃用が課題になりやすい誤嚥性肺炎では、その重要性はさらに増します。筆者の所属していた病院では、肺炎で入院した患者さんにはほぼ全員、当日から理学療法士（PT）の介入を依頼し、病状に合わせて臨機応変に対応してもらっていました。PTの人数や病院の方針にもよるので、自施設の目安を確認しましょう。

リハビリを依頼する前に：心構え

　カルテの電子化に伴い、リハビリもクリック一つで依頼できるようになりましたが、人にお願いすることであることを忘れず、**依頼事項を明確に**しましょう。入院前は誰とどのように暮らしていて、今回どのような病態で入院になり、どのようなリハビリをお願いしたいのか。酸素化や安静度の目安、退院に向けた目標にも言及しましょう。リハビリのカルテは必ず読み、できれば様子も見学し、進捗状況や、困っていること、見通しなどをPTと相談するようにしましょう。リハビリの様子をみせてもらうと勉強になり、患者さんの状態を知ることもでき、患者さんの励みにもなるのでお勧めです。

呼吸理学療法：運動療法を行える呼吸状態に

呼吸理学療法で排痰が促されて換気が行いやすくなると、呼吸状態が改善し、離床や運動療法に取り組みやすくなります。早期に運動療法を開始すると、肺炎が早く治るほか、せん妄を減らし、ADLの自立度、QOL、長期機能予後も改善させることがわかっています[1-3]。

換気の改善を促す呼吸理学療法には様々な方法があります。例えば「スクイージング」では、気道分泌物が貯留しているところの胸郭を呼気時に圧迫して吸気時に圧迫を解放することで分泌物を移動させます。咳嗽訓練や介助、強制呼出手技、ハフィングで、さらに咳嗽を強化すると、誤嚥したものを喀出する力につながります。呼吸理学療法は、「誤嚥をしても肺炎にならない身体作り」に有用です。

早期離床と運動療法：元気に帰るために

呼吸リハビリの主役は、患者さんが生活へ復帰するための離床と運動療法です。誤嚥性肺炎をきたす患者さんは、もともと活動性が低下しています。肺炎に罹患してこれがさらに進むと、持久力の低下、筋力低下、易疲労性により、食事摂取のための座位保持や手の動作だけでも疲弊し、摂取量が低下し、誤嚥のリスクもさらに高まります。座位を保持しやすくなると、食事動作や摂食機能も向上します。横になるより座位に、座りっぱなしより立位になる時間を増やして、嚥下機能と体力を鍛えましょう。また誤嚥性肺炎では頸部の可動性や筋緊張、体幹機能、胸部の可動性も重点的に訓練します。

訓練効果を最大化するために：他職種にできること

いくら効果的なリハビリを行っても、それ以外の時間を寝て過ごしていたら、訓練効果が出ません。主治医としては、気道浄化を意識した輸液管理や去痰薬の使用（Q18、p.56へ）、熱や痛みなどの症状緩和に積極的に取り組みま

す。また、**患者さんが自然と動くようになるきっかけを作ることも主治医の役割**です。「点滴を気にせず動いていいですよ」と伝えても、患者さんはどうしても慎重になります。輸液の投与時間を短くするだけでも、動いてみようという気分になります。ベッド上ではなく椅子に座るほうがテレビがみえやすいよう配置を工夫したり、尿道カテーテルを抜き、ポータブルトイレを撤去し、トイレで排泄をするよう促したり、X線はポータブルではなく検査室で撮るようにしたり、体重測定を日常化したりすることも、動くきっかけになります。「今日は葉っぱが青々ときれいでしたよ」、「新聞がまだありましたよ」などと伝え、窓際や売店へ行くことを日課にしてもらうのもよいでしょう。動く習慣が身につくように患者さんや看護師、面会者とも相談します。患者さんが歩いているところをみつけたら喜びを素直に表すことも、患者さんにとっては次のステップへの励みにもなります。

呼吸リハビリは誤嚥性肺炎の重要な治療の一つです。呼吸理学療法で排痰を促して呼吸状態を改善させ、離床や運動療法へつなげましょう。生活の中で動く機会が増えるようなきっかけ作りも重要です。

(吉松)

[参考文献]

1) Sommers J, et al. Physiotherapy in the intensive care unit: An evidence-based, expert driven, practical statement and rehabilitation recommendations. Clin Rehabil. 2015; 29: 1051-1063.
2) Miyauchi N, et al. Effect of early versus delayed mobilization by physical therapists on oral intake in patients with sarcopenic dysphagia after pneumonia. Eur Geriatr Med. 2019; 10: 603-607.
3) Kim SJ, et al. Effects of hospital-based physical therapy on hospital discharge outcomes among hospitalized older adults with community-acquired pneumonia and decliningphysical function. Aging Dis. 2015; 6: 174-179.

不穏時の鎮静や抑制は、やむを得ない？

睡眠薬を使ったり、身体抑制をしたりすることは、誤嚥を悪化させると聞きます。でも、不穏な患者さんでは安全のために、鎮静や抑制をせざるを得ない状況です。どうしたらいいですか。

（呼吸器病棟看護師）

　誤嚥性肺炎の患者さんは、年齢や基礎疾患からせん妄をきたしやすく、過鎮静にしたくない主治医の意向もあり、看護師さんたちを悩ませてしまっていますね（私も身に覚えがあります）。一緒に対応法を考えていきましょう。

なぜ不穏なのか？　原因を探る努力を

　まず考えることは、本当にせん妄なのか、意識障害をきたす他の要因がないかです。特にナトリウムやカルシウムなどの電解質や血糖の異常、アルコール離脱症状はよく遭遇します。転倒や頭部打撲の既往がある場合は、頭部CTで硬膜下血腫を除外することも考えます。他の原因がなくやはりせん妄であるならば、**興奮を鎮める対症療法よりも、原因を取り除くことが先決**です。肺炎のため入院すると、急な環境変化に混乱します。医療者側からみると「自己抜去」、「離棟」といった問題行動が増えますが、患者さんからみるとどうでしょう。「煩わしいものが腕についていたので外した」、「持続点滴のために尿意があるのでトイレを探そうとした」という真っ当な理由があったりします。看護師や介護士、ご家族など、患者さんのそばにいる人ほど気づきやすいことなので、何を嫌がっているのか、何か落ち着く方法が思いつくかなど、

聞いてみるのも有用です。

　具体的な対策としては、循環不全や心負荷が懸念される状況でなければ、輸液は日中にのみ投与します。日中はベッドを離れて過ごし、夜間には部屋を暗く静かにするといった昼夜のリズムを意識することも大切です。そして忘れがちなのが身体症状の影響です。早めの解熱剤やクーリング、排痰、鎮痛による症状緩和も全身管理の基本です。入院後に起こりやすい便秘もせん妄の原因になります。高齢者は排便の有無について訴えにくいため、入院中は必ず記録をつけるようにし、排便が見られない場合は早めの対処を心がけます。尿閉、抗コリン薬などの新規薬剤、アルコール離脱などについても考慮しましょう。

鎮静や抑制は、なぜよくないのか

　鎮静薬は高齢者では効果が遷延しやすくなります。朝、完全に覚醒しないまま食事をとると食欲が湧かないほか、咀嚼が不十分になり窒息したり、咳が減弱し誤嚥につながります。錐体外路症状による口や咽頭の不随意運動や固縮、筋弛緩作用も伴い、嚥下機能をさらに悪化させることがあります。また身体抑制をすれば、せん妄を悪化させるだけでなく、廃用を招き、嚥下や咳嗽の筋力もさらに低下します。こうした負の循環を作らないために、不自然に行動を抑制することは避けるようにします。また、常用薬も、同様の視点から、必要性を再検討します（**Q19**、p.59へ）。加齢に伴い薬物代謝能が低下すると、同じ量を続けていても過量投与になりやすく、少しの薬剤でも過鎮静や錐体外路症状を起こします。認知症をもつ高齢者に非定型抗精神病薬（リスペリドンやクエチアピン）を用いると、心血管系や肺炎による死亡率が上昇したとして、米国食品医薬品局（FDA）では警告を出しています[1]。

鎮静や抑制がどうしても必要なとき

　工夫を凝らしてもどうしても落ち着かないこともあります。やむを得ず薬

剤を使用するときは、短時間作用型のものを選択し、少量から開始します。夜間の症状に加え、日中の覚醒度もみながら、例えば眠前ではなく夕食後に服用するなど、調整します。ただし、スボレキサント（ベルソムラ®）など、食後では効果が十分に発揮されないものもあるため、確認しましょう。なお、せん妄は環境に慣れて体調が改善するまでの数日を乗り越えれば軽減することがほとんどです。一時的な興奮に対して処方した薬剤を漫然と継続しないよう処方時は数日分のみとし、日々再評価し、早期の減量・中止を計画しましょう。それでも改善しないときには、専門看護師や精神科医など院内の専門家への相談を検討します。常時対応をしている看護師や介護士へのねぎらいの言葉や、見通しの共有、周囲の患者さんやご家族への配慮も忘れないようにしましょう。また、せん妄状態を目の当たりにするご家族の気持ちを想像し、病態の説明や、せん妄対策として行っているケアを説明し、ご家族の面会がとても助けになっていることを伝えるようにしています。

まずは不穏の原因となる病態や環境要因がないかを評価し、原因に対処します。どうしても薬剤を使用するときは短時間作用型のものを少量から慎重に開始し、早期の中止を心がけます。

（吉松）

[参考文献]

1) Kuehn BM. FDA warns antipsychotic drugs may be risky for elderly. JAMA 2005; 293: 2462.

STの介入は、いつ依頼する？

誤嚥性肺炎の患者さんにST（言語聴覚士）の介入を依頼したら、全例では無理といわれました。どういう症例で依頼したらよいですか。STでなくても、できる訓練はありますか。 （6年目総合診療医）

　STは嚥下だけでなく言語や聴覚障害、高次脳機能障害も担う貴重な存在です。介入を依頼するときには、目的を明確にしたいですね。各施設でも方針が異なるので、現場のリハビリ科医やSTとも相談してみてください。

STに依頼するための、前提条件

　STは、嚥下障害の程度や原因を評価し、訓練や代償手段を検討してくれる、ありがたい存在です。しかし、誤嚥をするからといって、STの介入対象であるとは限りません。嘔吐や上部消化管術後、逆流性食道炎など嚥下の食道期による誤嚥に対しては、嚥下訓練ではなく消化管に焦点を当てた治療や生活指導が中心になります（**Q16**、p.52へ）。
　また、嚥下評価はどんな状態でも行えるわけではありません。意識状態が悪くて水を認識できないなら、まずは意識を改善させないと始まりません。頻呼吸で高流量の酸素療法を要する状態では、安全に行えるとはいえません。口腔内の汚染があるなら、まずきれいにすることが、嚥下機能を正しく評価するためにも、また誤嚥の予防にも必須です。つまり嚥下評価の大前提として、食べ物を認識できる**覚醒度**、体幹を起こせる**循環動態**、経鼻投与の酸素

で保たれる**呼吸状態**、**口腔内**が潤ってきれいであること（嚥下評価を行うための基準「ABCDE」を満たすこと）が必要です（Q22, p.71へ）。これらが整わないのにSTに依頼しても、時間を無駄にさせてしまいます。まずは全身状態を整えることに注力し、条件を満たしてから相談しましょう。

STに何を相談したいかを明確に

　STに依頼するとき、「誤嚥性肺炎なのでお願いします」と丸投げするだけでは、何を求めているのか伝わりません。まずは自分で嚥下を評価し、困っていることが何であるかを明らかにしましょう。Q22（p.71へ）、Q29（p.100へ）を参考に食事を開始し、徐々に食形態の段階を上げていき、誤嚥を示唆する症状がなければ、主治医や病棟で対応可能かもしれません。一方、水飲みテストをしたら呼吸状態が悪化した、ミキサー食は食べられていたもののきざみ食に段階を上げたら肺炎が再燃した、家で続けやすい食形態に悩んでいる、などの場合には、相談内容がより明確で、介入してもらいやすいでしょう。急性期病院での限られた入院期間を最大限に活用できるよう、**依頼目的や目標を早期から共有**しておくことで訓練計画が立てやすくなります。

嚥下評価や嚥下食の必要性を、患者さん本人に伝えよう

　肺炎で入院するとき、ご家族にだけ詳しい説明をしていることがよくあります。病状が少し安定したときに、患者さん本人にも、なぜ入院になり、これからどういった治療や訓練を行うのかを伝えましょう。誤嚥性肺炎について知らないままでは、STが関わろうとすると拒否したり、看護師が水分にとろみをつけると怒ってしまったりする方もいます。医師の説明には耳を傾けてくれることが多いので、「飲み込みがうまくいかず、肺炎になってしまったようです。どうしたら安全に飲み込めそうかを、専門家にみてもらいましょう。肺炎を悪化させないように、まずは喉に引っかかりにくい食事をとってもらいます」などと伝えておくとよいかもしれません。

患者さんやご家族の意向を共有しよう

嚥下は専門家の評価だけでは方針が定まりません。例えば少し誤嚥をしやすいからといって、即絶食が確定するわけではありません。リスクがあってもなるべく普通の食事をとりたい方もいれば、誤嚥を予防しつつ食事がとれるようにと、自宅でミキサー食を調理したり摂取を介助したいご家族もいれば、できるだけ安全に過ごすために食事は無理しないという方もいます。ベッドで体幹角度を30度にして全介助でならきざみ食を食べられるけれど、みんなと一緒に居間で食べたいからと、あえてミキサー食に段階を下げることを選ぶ方もいます。また、疲れやすい朝夕はミキサー食で、介護者が時間をとれる昼間はやわらか食を食べるなど、個別化した調整も妥当です。どんな選択肢があるかをSTや看護師とともに考え、ご本人やご家族とよく相談しましょう。訓練の内容は方針により大きく変わるので、ご本人の意向や介護の状況も、随時、STと共有します。

嚥下の専門家：摂食・嚥下障害看護認定看護師

嚥下の専門家にはSTのほかに、専門的な教育を受けた「摂食・嚥下障害看護認定看護師」もいます。嚥下や食事にまつわる様々な相談に乗ってくれる頼もしい存在です。看護師ならではの目線で患者さんの不安や喜びも踏まえて病棟でできる工夫を提案したり、退院に向けたご家族への働きかけも支えてくれます。認定看護師が自施設にもいるか聞いてみましょう。

日常生活を訓練に

ST介入の有無によらず、1日の中で、リハビリ以外の23時間以上の過ごし方が重要です。嚥下は専門外だからとST任せにするのではなく、各自ができることをして、総合力で患者さんによくなってもらいましょう。とはいえ、看護師やご家族は他のケアもあり、嚥下訓練に多くの時間を割けません。そ

こで、日常生活を訓練に変えるよう意識してみてはどうでしょう。例えば日中は臥床せず座位になっているだけで、体幹の廃用を防ぎ、重い頭を支えることで頸部筋の訓練にもなります。どうしても座位が難しいときは、せめてギャッジアップをしましょう（このとき、ずり落ちたり褥瘡が発生しないようクッションを活用し、足側も少し挙上します）。また、大声ではきはきとしゃべってもらうことは、口を動かすことで咀嚼や送り込みを改善し、声帯を使うことで呼吸や気道防御への効果も期待できる、よい訓練です。何気ない挨拶や会話も、訓練という認識で、大きな声ではっきりと発音してもらうよう促しましょう。見当識の維持にも有用です。さらに、道具も使わず手軽に行える嚥下訓練を知っておくと便利です。**Q52**（p.193）もご参照ください。

- **顎持ち上げ体操**

下顎（顎先）に両母指を当てて押し合います。喉頭挙上を意識して、5秒間保持して緩めることを5〜10回行います。

- **あいうべ体操**

口を大きく開けたり突き出したりして、「あー」、「いー」、「うー」と発声し、「べー」で舌をしっかり出します。それぞれ5秒ずつ続けます。

このように、専門家に相談すべき症例やタイミングを見極めるとともに、**職種や専門を問わず、少しずつの心がけを意識する細やかさ**こそ、誤嚥性肺炎の治療の本質です。

STへの依頼は、嚥下評価の前提条件「ABCDE」を満たしてから検討します。丸投げにせず依頼目的を明確にし、患者さんやご家族の意向を確認し、方針を多職種で共有しましょう。詳しくは現場のSTと相談を。

（吉松）

食上げはいつ、どのようにする？

食形態は、何を基準にどのように上げていったらよいのかがわかりません。食事のときに、どんなことを観察すればいいですか。むせていなければ大丈夫で、むせていたらダメですか。

（呼吸器病棟看護師）

　食形態の調整は基準がわかりにくく、難しく感じやすいのですが、みるポイントと対策を知っていれば、やりがいがある部分です。食事の開始から段階的なアップを看護師が担っている病院もあります。

はじめの食形態

　入院後、翌朝までにQ22（p.71へ）の方法で嚥下評価を行い、できるだけ経口摂取を開始します。多くの症例では、何らかの食事を開始できます。しかし、いきなり普段通りの食事を安全にとれるとは限りません。発熱や痰絡みで、本調子ではありません。皆さんも、高熱で入院したときには口当たりがよいものを好むでしょう。咀嚼力が弱っている可能性や、嚥下反射が遅れることも想定して、**嚙みやすく、飲み込みやすい食事を検討**します。例えば、普段は常食を食べている患者さんが誤嚥性肺炎で入院し、嚥下評価の結果が良ければ、軟らかく調理された食事を一口大に切って提供したりします。

　嚥下機能に心配が強い場合は、ミキサー食から開始します。咀嚼を必要とせず、また、粒がなく均一であるため、残留や誤嚥をしにくい食形態です。しかし、見た目も食感も食欲をそそるものではなく、気分を害される患者さ

んもいます。**形態を下げている意図と今後の方針**を、事前にきちんとお伝えしましょう。「飲み込む力が、知らず知らず弱ってきて肺炎になってしまったようです。肺炎を悪化させず、早く治せるように、まずはなめらかなお食事をお出しします。飲み込み方をみさせてもらって、早めに形のあるお食事をお出ししたいと思っています」と、**前向きな表現の説明**を心がけます。

食事をただみるだけではない、観察のポイント

　嚥下の評価法で、最も重要なのは、食事場面の観察です。嚥下の一部分を切り取って評価する検査とは異なり、生活の中で一連の動作を確認でき、普段の摂食嚥下機能を最も反映しています。みるべきポイントを把握し、印刷して携帯しておくか、ベッドサイドや食堂に掲示しておくと便利です（**表9**）。

食形態の段階的アップの基準

　段階的に上げていくのは、食形態だけではありません。摂取時の体幹角度は、30度、45度、60度、座位で、リスクが異なります。摂取量がお粥100gのみか、お粥200gと副食かによって、終盤の疲労に伴う誤嚥のリスクが異なります。一口量がスプーン半分か、山盛り1杯か。介助で摂取しているか、自力摂取か。一つ一つの条件によって、嚥下の安全性や効率が異なります。

　新しい条件は、昼食時に試すようにします。患者さんがしっかり覚醒しており、他職種にも評価に参加してもらいやすく、問題があっても対応しやすいためです。条件を変えたときには、変更後も状態が変わりないのか、誤嚥や摂取量の低下を導いていないかを**評価するところまでがひとくくり**です。そこで、（理想的には）変更は一度に一つだけにします。二つ同時に変えた場合（例えば食形態を変えて、かつ自力摂取にしたとき）、もし翌日に熱が出たら、どちらが悪かったのかわかりません。また、条件を変更したあとは、最低3食、できれば3食×3日間、**安全にとれていることを確認してから、次の段階へ移り**ます。昼食時に問題がなくても、疲れている夕食や、眠たい朝食ではうま

く摂取できないことがあるからです。発熱や痰絡み、痰の増加、呼吸様式の変化、摂取量の低下がないかを観察します。

　このように、食事の調整には計画性を要します。主治医としては、外来日や週末を除いて、昼食をみに行ける曜日を挙げ、どの日にどの条件を挙げるかを計画します。看護師で食事調整を行う場合には、大きな変更の際は主治医が対応しやすい曜日にする、入浴や透析の日は避けるなど配慮をします。

表9　食事の観察ポイントと対策

項目	みること	対策
環境	・食事に集中できるか ・机と椅子の位置関係 ・姿勢の維持しやすさ	・テレビを消す、カーテンで仕切る ・机の高さや位置調整、枕の活用 ・理学療法士に相談
食物認知	・覚醒度、活気 ・食べ物の認識	・鎮静系の薬剤調整 ・食材がみえやすい無地の食器
運び方	・食器や食具の扱い方 ・手の動き ・取りこぼし	・軽く持ちやすい食具（自助具） ・机の位置や姿勢の調整 ・摂取介助
摂取速度	・食事にかかる時間 ・経時変化（疲労、集中力）	・30分で切り上げる、分割食 ・疲労しにくい姿勢や食形態 ・後半の摂取介助
摂取内容	・食べようとしないもの ・摂取量	・避ける理由の検討 （嗜好、味覚、食欲、咀嚼、嚥下など） ・栄養補助食品
咀嚼	・咀嚼の程度 ・歯の痛み、義歯の不具合	・食形態の調整 ・歯科治療、義歯調整
嚥下	・嚥下の惹起遅延 ・一口で複数回の嚥下	・鎮静系の薬剤調整 ・咽頭期の訓練、感覚刺激 ・味覚や嗜好の確認
残留	・口腔内の残留（麻痺側、歯と頬の間、舌の裏）	・口腔ケアや保湿、口腔期の訓練 ・交互嚥下（食事と、ゼリー／とろみ茶を交互に） ・追加嚥下（一口につき複数回嚥下） ・粒の少ない食形態に変更
咳、声	・咳のタイミング ・咳の強さ、喀出能 ・声の変化（湿性嗄声）	・姿勢や食形態、一口量の調整 ・数口毎の咳払いを促す ・交互嚥下、排痰訓練
胃食道逆流	・食後の嘔気や胸焼け ・食後の嘔吐、苦み	・食後の座位保持、飲水 ・制酸薬、上部消化管蠕動促進薬

食形態の段階的アップの方法

　食形態の上げ方は、患者さんの嚥下機能や食べ方、準備できる嚥下食の種類にもよります。例えば、主食をミキサー粥（粒がなく均一なお粥）で開始したとします。これを安全に食べられれば、少し不均一さのあるお粥を検討します。ただし、全粥は重湯と米粒という異なる性状のものが入り混じっているため、嚥下障害がある患者さんにとってはリスクになり得る形態です（服薬することが嚥下の観点から難易度が高いのと同じです）。米粒を咀嚼している間に、重湯が早期咽頭流入して、そのまま誤嚥するかもしれません。五分粥は水分量が増えるため、さらに危険性が増します。できれば嚥下障害に配慮して、重湯の部分に酵素剤を加えてなめらかにしたお粥（筆者が所属する病院では「嚥下粥」）を選択しましょう。咀嚼が問題なく行える場合は、軟らかく炊いた米飯（軟飯）でも構いません。ただし、軟飯はもちもちするため、お餅のように固まることがあります（軟飯の窒息事故も報告されています）。咀嚼や嚥下が不十分なまま次々と口にご飯を運ぶ患者さんでは、喉に溜まり、おにぎりのような塊が形成されてしまうこともあります。咀嚼力があり、ばらつきやすいものをまとめる口腔機能も備わっていそうなら、米飯も選択可能です。パンは硬くて喉に詰まることがあるため、摂取時には事前に小さくちぎるなど、患者さんの認知機能や嚥下機能に適した方法で提供します。牛乳に浸して食べる方もいますが、噛んだときに出てくる水分で誤嚥をするリスクがあります。

　副食も考えましょう。ミキサー食で開始した場合、次の段階は、それに硬さや不均一さを少し交えたものになります。施設によっては、ミキサー食同様に均一でありながら舌でつぶせる程度の固さをもたせた「ソフト食」があります（施設ごとに食形態の意味する内容が異なるため注意しましょう）。咀嚼をあまり必要としない形態ではきざみ食もありますが、ばらつきやすいため、残留や誤嚥が起こりやすい食形態です。はじめは、とろみ粉で作られたあん（筆者が所属する病院では「とろみあん」）などを混ぜて、まとまりやすく、嚥下しやすいように工夫します。あるいは、咀嚼機能が保たれている場合には、軟菜食を一口大にして提供する方法もあります。いずれにしても、**新しい条件を**

試すときは自分の目で観察し、夕食もその形態を継続するかを判断します。慎重に進めるには、昼食のみ軟菜食で朝夕はミキサー食などと3食の形態や量を調整することもあります。食間に栄養補助剤を提供するなどして、一度の食事で摂取を頑張りすぎなくていいようにする視点も大事です。

食形態を上げ下げする目安

患者さんから食形態を上げてほしいといわれたり、逆に、食形態を下げたほうがよいのではないかと心配になる場面もあります。専門的な対応が難しいときにも、こうした疑問を解決できる『観察による食形態判定のための手引き』があります。印刷するとポケットサイズの冊子が作れるようになっています[1]。在宅や施設でも食形態の調整や、気を付けるポイント、専門家への相談の必要性がわかりますので活用してください。

一覧表に沿って食事場面を観察し、問題点に応じた対応策を考えます。同一の条件で3日間、誤嚥や肺炎の徴候がなければ、条件を一つずつ変更します。変更時は特にしっかり観察し、適切であったかを評価しましょう。

(吉松)

［参考文献］
1) 国立国際医療研究センター病院. 観察による食形態判定のための手引き.
   http://www.hosp.ncgm.go.jp/s027/100/A_202007.pdf

むせない誤嚥は、どうみつける？

誤嚥しているかどうかは、むせているかどうかで判断していました。でも、むせなくても誤嚥していることがあると聞きました。むせない誤嚥は、どうすればみつけられますか。
（理学療法士）

誤嚥性肺炎かどうかを判断するために、「食べるとむせますか」と聞いている場面をみかけます。確かにむせこみは有用な病歴ですが、実は誤嚥性肺炎の原因になっているのは、むせない誤嚥が多いのです[1]。つまり、**むせるかどうかを聞くだけでは、誤嚥の可能性を十分に評価できません**。むせない誤嚥もみつけられるようになりましょう。

「むせる」の意味すること

むせるというのは、「飲食物が喉頭や気管に入り、咳込む」ことを意図して用いていることが多いです。皆さんもお茶でむせこんだことがあると思います。では、誤嚥性肺炎になったことはあるでしょうか。皆さんは感覚が保たれているので気管よりもかなり手前のほうでむせているだけであったり、あるいは気管に入りかけたお茶でむせたことでしっかり喀出できて、肺炎を予防できていたりします。日頃よくむせる患者さんは、飲み物が気道へ入りかけて咳が出るものの、しっかりした喀出力により誤嚥は予防できているかもしれないですし、十分に喀出できず誤嚥をしているかもしれません。あるいは、COPDなどの呼吸器疾患や咳反射の影響により、咳が出やすいだけかも

105

しれません。「むせている」というだけでは、誤嚥や誤嚥性肺炎をきたしているという確証にはなりません。

「むせない誤嚥」とは

　咳が出ないまま異物が気道へ入ることを、「不顕性誤嚥」と呼びます。これは咽喉頭の感覚が低下すると起こりやすくなり、市中肺炎で入院した高齢者の7割にみられたという報告もあります[2]。むせないので気付きにくく、すぐに喀出されないので口腔内の細菌が気管支へ奥深く入っていき、加齢や基礎疾患により全身状態が低下していると誤嚥性肺炎をきたしてしまいます。医療や介護の現場では「むせること」が懸念されがちですが、医療従事者としては不顕性誤嚥こそ見つけて対策できるようにしておきたいですね。

「むせない誤嚥」のみつけ方

　不顕性誤嚥は、むせないため、みつけるのが容易ではありません。視覚的に確認できるのは、嚥下内視鏡検査や嚥下造影検査です（Q31、p.109へ）。これらの検査は不顕性誤嚥を確実に診断できる唯一の方法であるため、不顕性誤嚥を疑った際にはなるべく行うようにします。飲食に際してむせた場合にも、それが実際に誤嚥であったのか、また咳が有効であったか（誤嚥したものを喀出できたかどうか）も確認できます。しかし、検査に伴う緊張感や、内視鏡の不快感、造影剤の味などから、検査では本来の嚥下機能を発揮できない患者さんも多く存在します。また、検査で確認した数口では誤嚥がなくても、実際の食事となると終盤には疲れてきて不顕性誤嚥をしたり、覚醒しきらないまま摂取する朝食時や、特定の食物では誤嚥しているということもあります。**検査結果だけで判断せず、日常の食事場面での評価が不可欠**です。

　まず、**嚥下前後で頸部を聴診**してみましょう。食事の前半と後半で呼吸音が湿性に変化してきているときには、不顕性誤嚥を考えます。頸部聴診は感度、特異度ともに文献により差が大きいですが、中には8～9割以上とする

ものもあります[3]。聞き慣れるために、胸部を聴診する際に頸部も聴診することを習慣づけてみませんか。食事に伴う呼吸数の増加、酸素飽和度の低下、湿性嗄声（ゴロゴロとした声）、喘鳴、呼吸様式の変化、痰絡み、微熱なども不顕性誤嚥の徴候です。複数の所見から総合的に判断することが重要です。

嚥下内視鏡検査や嚥下造影検査の装備がなくてもできる検査としては、**簡易嚥下誘発試験**があります。これも物品の準備や手技の習得が必要ですが、覚えておくと便利です。5 Fr程度（新生児用）の経鼻胃管を鼻腔から挿入し、先端が咽頭にみえたところでテープなどで軽く固定します（深さ13〜14cm）。仰臥位で冷水0.4mL、次いで2.0mLを注入し、嚥下反射が3秒以上みられなければ異常と判断します[4]。また、ネブライザーを用いてクエン酸を吸入してもらい咳反射を確認する咳テストも、気道防御反応をみるのに適しています[5]。

「むせない誤嚥」の防ぎ方

誤嚥をしてもむせないのは、咽喉頭の感覚低下が原因のため、感覚を改善させる必要があります。これは筋力を鍛えるより難題です。まずは鎮静作用や鎮咳作用を伴う薬剤を中止しましょう。さらに、アイスマッサージや氷片、レモン果汁などを用いた訓練で感覚を刺激します。飲食時には、水分などが気道へ流れにくいよう、体幹角度を調整し、頸部を前屈させます。とろみのない水分やばらつきやすい食事など、その患者さんが誤嚥しやすい形態のものは避けるようにします。あるいは立て続けに食べず、合間にゼリーやとろみスープで残留が除去されるよう、交互に食べてもらいます（交互嚥下）。食事中の息切れや湿性嗄声は不顕性誤嚥の徴候かもしれないため、早めに咳払いや咳を促します。誤嚥をするのは食事中だけではありません。飲水時、内服時、口腔ケアや歯磨きのとき、また就寝中の唾液誤嚥にも、誤嚥をしにくい姿勢をとるようにします。また、サブスタンスPを介して嚥下や咳反射を改善させる薬剤を試してみてもよいかもしれません（**Q41**、p.151へ）。

誤嚥をしても、肺炎にならないように

　不顕性誤嚥を完全に防ぐことは難しいため、誤嚥をしても肺炎にさせないという意識も重要です。栄養状態を改善させ、免疫抑制薬や全身ステロイド投与は可能な限り減らし、ワクチンを接種します（**Q53**、p.197や**Q54**、p.200へ）。食前や寝る前の口腔ケアを徹底し、口腔内常在菌の誤嚥を防ぎます。呼吸状態が向上するよう、吸入薬や呼吸理学療法を活用し、排痰訓練も行います。誤嚥の頻度が変わらなくても、肺炎をできるだけ防ぐことにつながります。

誤嚥性肺炎の多くは、むせない誤嚥が原因になっています。食事の様子や、食事前後で頸部聴診や呼吸状態を評価し、不顕性誤嚥をみつけ、誤嚥や肺炎を予防する対策を取りましょう。嚥下内視鏡や嚥下造影検査は不顕性誤嚥の診断や対策を検討するのに有用です。

（吉松）

[参考文献]

1) Ramsey D, et al. Silent aspiration: What do we know? Dysphagia. 2005; 20: 218-225.
2) Kikuchi R, et al. High incidence of silent aspiration in elderly patients with community-acquired pneumonia. Am J Respir Crit Care Med. 1994; 150: 251-253.
3) Watanabe S, et al. Reconsideration of three screening tests for dysphagia in patients with cerebrovascular disease performed by non-expert examiners. Odontology. 2020; 108: 117-123.
4) Teramoto, et al. Simple two-step swallowing provocation test for elderly patients with aspiration pneumonia. Lancet. 1999; 353: 1243.
5) Wakasugi Y, et al. Usefulness of a handheld nebulizer in cough test to screen for silent aspiration. Odontology. 2014; 102: 76-80.

嚥下内視鏡や嚥下造影はいつ行う？

数多い誤嚥性肺炎の患者さんのうち、どういう方に嚥下内視鏡や嚥下造影を行うとよいですか。二つの検査法の使い分けも教えてください。

(7年目呼吸器内科医)

　嚥下内視鏡や嚥下造影は見慣れないため、つい難しく考えがちです。診察ではみえないところを可視化できて、その後の方針も立てられる非常に有用な検査です。必要な患者さんにすぐ行えるように、自施設での担当医や依頼手順を確認しておくことをお勧めします。患者さんごとの適応は、言語聴覚士や看護師、各科医師など多職種で相談します。検査の考え方とともに、嚥下内視鏡と嚥下造影、また最近話題の嚥下エコーの特徴をご紹介します。

誤嚥の証明で終わらない：診断的評価と治療的評価

　誤嚥や肺炎の治療が順調にいかず困るときは、一度は評価を検討しましょう。特に誤嚥の原因がはっきりしない場合や、嚥下機能が急に悪化したとき、肺炎を繰り返すときはよい適応です。ベッドサイドの評価では証明しづらい不顕性誤嚥（むせない誤嚥）を確認するには画像検査を行うのが最適です。検査ごとの注意点はありますが、検査を行えない患者さんはあまりいません。

　時に「ほら、やっぱり誤嚥していますね」と、絶食の妥当性を説得するために検査が使われてしまうことがあります。確かに、重度の嚥下障害で、安全には食べられないことを患者さんやご家族がどうしても納得されないとき、

誤嚥を可視化することで病状理解や治療の受け入れにつなげることも検査の一つの役割です。しかし、検査の意義はもっと深いのです。検査の結果で経口摂取の可否が決定するわけでなく、意思決定の材料としてうまく利用する視点が必要です。また、検査は慎重な観察下で行っており、誤嚥にもすぐに対処できるため、誤嚥をしたら検査が終了するわけではありません。喀出力をみることも検査の意義です。咳嗽や吸引で十分に喀出して呼吸状態の安定を確認すれば、検査を継続できます。

　検査では咽喉頭の腫瘍や声帯麻痺がみつかったり、嚥下のどこが障害されているかがわかり鑑別疾患が絞られたりします。また、どのようなときに誤嚥をするのか、そのときに咳が出たか不顕性誤嚥であったか、誤嚥したものが咳できちんと喀出されたか、などを評価できるのも強みです。

　さらに、**異常がみられたらその原因や対策を検討**できます。例えば水分を誤嚥した場合に、早期咽頭流入が問題なら上半身の角度を変える、頸部前屈を強める、とろみをつける、スプーンで飲むといった対策を順番に試せます。咽頭残留したものがあとにあふれて誤嚥しているなら、とろみの程度を減らす、一口量を減らす、追加嚥下を促すなどといった方法もあります。「嚥下おでこ体操」（額に手を当てて抵抗を加え、おへそを覗き込むように強く下を向く体操）をその場で行い、飲水への即時効果を試すこともできます。このように嚥下の代償法や訓練の有効性を確認することで、今後どのように食事をとり、どのような訓練を行うかという計画につながります。「誤嚥してからが勝負」ともいわれるほど、**治療的評価としての意義が高い**のです。

　応用法が多い検査であるため、より有益な情報が得られるよう、計画的に行いましょう。どういった情報を得るために、いつどの検査を行うのか、多職種でよく話し合います。検査中に異常を認めた際にその場で誤嚥を軽減する代償法も試して、少しでも有意義な検査となるよう、できるだけ多職種が同席している状態で行います。患者さんやご家族、看護師や介護士にも見てもらうことで病状理解の助けになり、訓練や代償法を受け入れるきっかけにもなるので、検査の画像を録画しておくことも大切です。訓練後や肺炎再燃時などに再検査を行った際の比較対象としても重要な情報です。

検査はあくまでも検査：実生活に即した評価を

　気を付けておきたいのは、**検査は日常を完全に反映しているわけではない**ということです。特殊な状況であるため、患者さんが緊張のあまり普段の能力を発揮できないことや、内視鏡や造影剤の違和感から不自然な動きをしてしまうこと、たまたま体調が悪くて嚥下機能がうまく働かないこともあります。あるいは、検査中に誤嚥がなくても、食事の終盤で疲れているときや、覚醒しきれていない朝食の一口目、会話をしながら食べている場面では誤嚥をしているかもしれません。検査所見は、あくまでもあるときの所見であることを認識し、**日頃の食事中の様子も踏まえて、総合的に判断**します。例えば検査中に誤嚥をしていたとしても、肺炎を一度も起こしたことのない患者さんであれば、食事を制限する必要はないかもしれません。

　検査ではできるだけ生活に即して、実状に近い所見を得られるようにします。例えば体幹角度を45度に倒せばとろみなしの食事を安全に食べられるとわかっても、患者さんが施設に帰って食堂で仲間とともに食事をとることを希望しているなら、その条件の評価だけではその患者さんにあまり有用とはいえません。座位でも安全に食べられるかもしれないですし、座位であればとろみや食形態の調整が必要なら、それも大事な情報です。実生活に有意義な検査となるよう、施設で対応できる食形態や姿勢、リクライニング車椅子が手配できるかどうかなども事前に聞いておく準備段階が重要です。また、ご家族や看護師、施設での介護者などに同席してもらう（あるいは事後に見てもらえるように録画をしておく）と、状況が伝わりやすくなります。

嚥下内視鏡

　鼻腔から内視鏡を挿入し、咽喉頭を観察します。嚥下に関わる部分の粘膜や動き、咽喉頭の痰貯留や汚れも見られるため、腫瘍や麻痺など誤嚥の原因診断や気道分泌物の処理能力を見るのにも役立ちます。水分や食事（必要に応じて着色したもの）を摂取してもらい、嚥下反射の惹起遅延、喉頭侵入や誤嚥、

残留の様子が食形態や姿勢によってどう違うのかも評価できます。普段の食事を用いて、ベッドサイドや在宅でもできるため、生活に即した評価が可能です。リドカインゼリーなどの局所麻酔は基本的に使わないため、内視鏡に伴う不快感はありますが、熟練者が施行すれば一食を食べる間ずっと観察しておくことも可能です。ただし、嚥下の瞬間は咽頭収縮により画面がみえなくなること（ホワイトアウト）、口腔期や食道期も観察できないことが欠点です。また、検査の目的を理解できない患者さんには嫌がられやすくなります。出血傾向や鼻咽腔疾患がある場合は粘膜損傷に注意します。詳しくは日本摂食嚥下リハビリテーション学会が定めた手順をご参照ください[1]。嚥下内視鏡の座学と実技を交えた講習会も増えています。受講すれば検査を自分でも行いやすくなるほか、胃瘻造設前に評価を行うことで加算につながるという利点もあり、職員を講習会へ積極的に派遣している施設もあります。興味がある方は、日本嚥下医学会や日本摂食嚥下リハビリテーション学会などのホームページで、最新情報を確認してください。

嚥下造影

　バリウムなどの造影剤を混ぜた食事を食べてもらい、透視下に観察します。咽喉頭の直接観察はできないため腫瘍の存在や粘膜の状態などを目視はできません。しかし、咀嚼や食塊形成など口腔期から、咽頭への送り込み、喉頭侵入や誤嚥、食道期まで嚥下のすべての過程を観察できます。誤嚥の程度や、咳嗽や吸引で除去できたかどうかもある程度みることができ、内視鏡の不快感なくいろいろな姿勢や自己摂取も試せるため、対策も立てやすくなります。一方で、透視設備が必要で、造影剤を添加した食事など普段と違う様子に、患者さんが緊張しやすくなります。実臨床で影響を感じることは稀ですが、被曝や造影剤の誤嚥に伴うリスクは共有しておく必要があります。詳細は学会が発行している標準的検査法を読んでみてください[2]。

表10 嚥下評価法の比較

	嚥下内視鏡	嚥下造影	嚥下エコー
観察しやすい	咽喉頭、軟口蓋、声帯、唾液貯留、喉頭侵入	先行期、口腔期、咽頭期、食道期、喉頭挙上	食道期、嚥下筋全般、舌、咽頭残留
観察しにくい	先行期、口腔期、食道期、咽頭収縮、喉頭挙上	粘膜、声帯麻痺、唾液貯留、喉頭侵入	口腔期、食道期 描出に習熟が必要
場所	どこでも可	透視室	どこでも可
合併症	鼻出血、喉頭痙攣、誤嚥	造影剤の誤嚥／アレルギー	誤嚥
被曝	なし	あり	なし
苦痛	中（不快感）	低（造影剤の味）	低（圧迫感）
検査食	普段の食事±着色料	普段の食事＋造影剤	普段の食事（素材により見えない）
繰り返し行う	苦痛次第	透視室の制約	可
初期投資	内視鏡、記録装置	透視設備、記録装置	エコー機器
検査ごとの実費	内視鏡の洗浄	透視、造影剤	なし
周囲への感染リスク	高（鼻咽腔の微生物のエアロゾル化）	低（咳嗽や吸引時）	低（咳嗽や吸引時）

嚥下エコー

　顎の下や前頸部にプローブを当て、筋肉などの軟部組織や声帯の動きを観察します。舌や舌骨、口腔内など深いところを見ることが多いためコンベックスプローブを用います（声帯や気管内など浅いところはリニアプローブを甲状腺などの設定で用います）。高齢者や神経筋疾患の患者さんでみられやすい筋委縮や舌骨挙上不全、脳梗塞後や反回神経麻痺などに伴う声帯の動きの左右差が観察できます[3]。合併症のリスクなく、何度でも、場所を選ばずベッドサイドや在宅・施設でも行えるのは大きな利点です。ただし、残留や誤嚥を自信をもって診断するにはかなり習熟が必要です。

まとめ

原因不明の嚥下障害があるときや、肺炎を繰り返すときは、嚥下の精査を検討しましょう。検査法の特性を理解して選択し、一度の検査で誤嚥の予防策や訓練計画も立てられるよう多職種で評価します。

(吉松)

[参考文献]

1) 日本摂食嚥下リハビリテーション学会医療検討委員会．嚥下内視鏡検査の手順2021改訂．日摂食嚥下リハ会誌．2021；25：268-280．
2) 日本摂食・嚥下リハビリテーション学会医療検討委員会．嚥下造影の標準的検査法（詳細版）日本摂食・嚥下リハビリテーション学会医療検討委員会2011版案．日摂食嚥下リハ会誌．2011；15：76-95．
3) Picelli A, et al. May ultrasonography be considered a useful tool for bedside screening of dysphagia in patients with acute stroke? A cohort study . Minerva Med. 2021; 112: 354-358.

胃管やCVはいつ使う？

食べられないなら胃管を入れようといわれますが、痰が増えたり不穏になったりと、使いにくいです。胃管やCV（中心静脈）カテーテルに踏み切るのはどういうときですか。
(10年目総合診療科医)

　栄養療法の重要性をわかってはいても、合併症を懸念して躊躇してしまいますね。入院時にひとまず末梢輸液とするのはやむを得ないとしても、漫然と続けていると栄養状態を悪化させてしまいます。栄養療法も誤嚥性肺炎の大事な治療です。具体的な期間を定め、計画的に進めましょう。

栄養療法は治療の一部

　栄養が不足すると体力が落ちてしまい、せっかく肺炎が治っても歩けない、起き上がりたくない、という方をよくみかけます。低栄養状態が遷延して身体機能や免疫能、呼吸機能や嚥下筋が弱れば、肺炎も再発しやすくなります。誤嚥性肺炎をきたす患者さんは入院時に既に低栄養状態であることが多いため、栄養管理がなおさら重要です。栄養状態を入院前よりも良くして退院してもらう意気込みで取り組みましょう。

現状と目標に応じて、必要な栄養摂取量を判断する

　1日に必要な栄養量は、教科書的にはハリスベネディクトの式で計算した

基礎代謝量に、活動や負荷の程度に応じた指数を掛け合わせて求めます（表11）[1]。これはあくまでも現状維持を目指した栄養量で、これに満たなければ、患者さんは衰弱してしまいます。栄養状態を改善させて体力をつけるには、さらに多く摂取する必要があります。また、高齢者や低栄養状態では必要栄養量が過小評価されてしまいます。そこで簡易的に、次のように求めています。

- 必要最低限の栄養量：「体重（kg）×30kcal/日」
- 体重を増やしたいときの栄養量：「理想体重（kg）×35kcal/日」

（理想体重＝身長（m）×身長（m）×22、150cmで50kg、160cmで56kg、170cmで64kg）

表11 全エネルギー消費量の計算式

1日必要エネルギー量（kcal/日） ［基礎代謝エネルギー消費量×活動係数×ストレス係数］
Harris-Benedictの式 基礎エネルギー消費量（BEE：kcal/日） ・男性［66.47＋13.75W＋5.0H－6.76A］ ・女性［655.1＋9.56W＋1.85H－4.68A］ 　W：体重（kg）、H：身長（cm）、A（年齢）
活動係数 　寝たきり：1.0、歩行可：1.2、労働：1.4～1.8
ストレス係数 　術後3日間　軽度　→1.2（胆嚢・総胆管切除、乳房切除） 　　　　　　　中等度→1.4（胃亜全摘、大腸切除） 　　　　　　　高度　→1.6（胃全摘、胆管切除） 　　　　　　　超高度→1.8（膵頭十二指腸切除、肝切除、食道切除） 　臓器障害→　1.2＋1臓器につき0.2ずつup（4臓器以上は2.0） 　熱傷　　→　熱傷範囲10％ごとに0.2ずつup 　体温　　→　1.0℃上昇ごとに0.2ずつup 　　　　　　　（37℃：1.2、38℃：1.4、39℃：1.6、40℃以上：1.8）

（文献1より作成）

末梢点滴で、栄養状態を維持するには

緊急入院時など、必要栄養量をすぐに計算できないとき、私は1,500kcal/日を目安とします。よく使われる3号液の輸液は500mL製剤1本で100kcalもあ

りません。高濃度糖加維持液（ソルデム® 3 AGなど、グルコースのGが目印）に変更すると、熱量は2倍になります。さらに、低濃度糖加アミノ酸輸液（ビーフリード®など）を活用すると1本で210kcalであり、アミノ酸や微量元素も補えます。それでも必要量を満たすには7本以上必要で、浸透圧の影響から輸液速度を上げると血管炎をきたしやすいほか、心不全や腎不全、低アルブミン血症のある患者さんに投与できる量ではありません。これらの輸液を構成する糖やタンパク質は4 kcal/gであるのに対して、脂質は9 kcal/gと効率よく栄養が摂取できるため、脂肪乳剤（イントラリポス®など）も活用します。

経口摂取を1日も早く、少しでも多く取り入れよう

　こうして末梢輸液で栄養を充足しようと試行錯誤していると、経口摂取の素晴らしさを実感します。例えば1個150kcalの小さな栄養補給用ゼリーを毎食1個摂取できれば、輸液1L以上に値する栄養を確保できます。毎食2個食べられれば、輸液と併せて1,500kcal/日の目標も無理なく達成できます。嚥下機能の維持や改善のためにも、経口摂取を1日も早く、少しでも多く取り入れられるよう栄養士や看護師とも相談しましょう（**Q22**、p.71へ）。

3日間食べられそうにないときは、胃管を入れる

　入院初日から栄養が充足しているのが理想ですが、呼吸状態が悪いときには経口摂取を開始しにくく、週末でどうしても判断が難しいこともあります。ほとんどの症例は入院翌日か3日目には経口摂取の開始が期待できるため、口腔ケアと積極的な輸液管理を行います。ただし漫然とした末梢輸液による低栄養は避けたいので、3日目でもまだ食べられそうにない症例で、終末期ケアではなく病状の改善を目指すときは、経管栄養を開始するようにしています（というと、経管栄養の閾値の低さに驚かれることがありますが、私の経験では3日間食べられない患者さんが非常に稀です）。初日から既に3日間は食べられないことが想定されるなら、入院時から経管栄養を開始するか、その説明をして患

者さんやご家族に了承を得ておきます。このとき、より緩和的な対応が望ましいのかどうかも、併せて検討しましょう。

3日間消化管を使えそうにないときは、CVカテーテルを入れる

　栄養は消化管からの摂取が最も自然で効率もよいため、経口摂取が難しいときは、経管栄養が第一選択です。消化器疾患や鼻咽腔の症状のためにどうしても難しいときや、昇圧剤の投与などのためCVカテーテルが既に入っているときは、中心静脈栄養も検討します。挿入後は経鼻胃管より違和感が少ないため、身体抑制を緩和できることもあります。また、PICC（末梢挿入型中心静脈カテーテル）を選択すると合併症リスクや苦痛を軽減できます。

苦痛をきたしにくい胃管の入れ方

　胃管は挿入時や留置中の違和感が自己抜去の原因になります。できる限り細いものを選択しましょう。基本的に8Fr（太くとも10Frまで）を使っています。薬が詰まるという理由で太い胃管が選択されることがありますが、閉塞させやすい薬剤を避け、粉砕ではなく簡易懸濁を用いることで回避できます。薬剤師、看護師と相談しましょう。細い胃管はガイドワイヤー入りのものがありますが、ガイドワイヤーなしのものでも挿入できる症例も多く、挿入時の苦痛を軽減できます。また、例えば右鼻腔から挿入するとき、頸部を左へ回旋すると、右の梨状窩が開いて挿入しやすくなります。胃管が咽頭で交差するのを防ぎ、咽頭不快感も軽減します。さらに、例えば右咽頭に麻痺がある場合には、胃管を麻痺側に留置することで異物感を軽減し、嚥下訓練で左側（健側）を用いやすくなるため、経口摂取が進みやすいかもしれません。

合併症を起こしにくい胃管の管理

　顔面の皮膚は繊細であるため、テープによる皮膚障害に気を付けます。ま

た胃管が鼻腔に長時間接すると潰瘍を形成しやすいため、固定時に鼻腔になるべく当たらないようにし、日々の観察や貼り替え方を看護師と共有します。胃管に汚れが付着すると気道分泌物の増加、息苦しさ、誤嚥性肺炎の原因にもなります。胃管留置中は普段以上に口腔ケアを徹底しましょう。

メリハリのある使用を

　胃管は栄養補充の強力な味方ですが、長期使用により副鼻腔炎や鼻咽腔潰瘍、せん妄や廃用が懸念されます。また、認知症などの基礎疾患がある患者さんの慢性期の栄養療法としては不適切です。抜去の目標を定め、それまでに経口摂取を開始・増量するよう多職種で計画を立て、患者さんやご家族とも共有します。例えば改善が見込めるときは「1週間以内にミキサー食を開始して胃管を抜去する」、そうでないときは「2週間以内に経口摂取量が改善しなければ緩和的な対応を改めて話し合う」などと決めることがあります。補助栄養がより長期的に必要な場合は胃瘻やCVポートも選択肢です（**Q42**、p.156へ）。

初日から経口摂取と積極的な輸液管理による栄養療法を行います。3日間食べられそうにないときには経管栄養を検討しましょう。8Frの胃管を用いて苦痛を軽減し、速やかに経口摂取を開始できるよう計画しましょう。

（吉松）

[参考文献]
1） Long CL, et al. Metabolic response to injury and illness: estimation of energy and protein needs from indirect calorimetry and nitrogen balance. J Parenter Enteral Nutr. 1979; 3: 452-456.

気管切開があっても食べられる？

気管切開後の患者さんも、食べさせてよいでしょうか。痰がゴロゴロしていて、食事介助が不安です。食前にカフをしっかり膨らませたほうが、誤嚥しにくくなりますか？

(呼吸器病棟看護師)

　誤嚥性肺炎で挿管管理になると、気管切開が必要になることがあります。1日も早く鎮静薬を中止して体力を回復させるためにも、人工呼吸器からの離脱を安全に進めるためにも、気管切開は必要な治療です。しかし、嚥下に様々な影響を及ぼすことを知っておきましょう。他疾患で気管切開になった場合も嚥下障害を併発するので、ここで一度整理しておきましょう。

気管カニューレやカフは、気道分泌物を増やす

　気道分泌物が多いことや、誤嚥をしても吸引しやすいことを理由に、気管切開孔が閉鎖されないことがあります。しかし、気管カニューレも異物であり、分泌物を増やしたり、嚥下や咳嗽を起こりづらくさせていることも認識しましょう。特にカフの刺激は分泌物を増やします。またカフを長く留置していると、(スピーチカニューレ使用中以外は)呼気が声門へ届かないため、声帯への刺激がなく唾液が貯留した状態が続いてしまい、喉頭の感覚が低下していきます[1]。気管内に慢性的に異物があるため、気管の感覚も低下します。すると、嚥下や咳嗽反射も低下し、不顕性誤嚥の原因になります。

気管カニューレは、嚥下にも不利に働く

　嚥下をするとき、喉頭が挙上することで気管への入り口を狭め、誤嚥をしにくくする気道防御が自然と働いています。しかし、気管切開孔があると周囲の皮膚や組織が瘢痕化しやすく、固定バンドの影響もあり、動きが制限されます。さらにカニューレの重みも加わって、喉頭が挙上しづらくなるため、気道防御が十分に行えず、誤嚥のリスクになります[2]。特に、通常の切開位置（第2～5気管軟骨）より高い位置での切開や、緊急気道確保目的の甲状輪状間膜切開、創部が大きい場合はなおさらです。気管切開の患者さんをみたら、まず**切開位置や術式を確認**しましょう。

　通常は嚥下時に息をこらえるので、これに伴う声門下圧の上昇も気道防御作用として働きます。気管切開があると、圧が逃げてしまって声門下圧が上昇しないため、この気道防御が機能しにくいことも、誤嚥しやすくなる一因です[3]。

気になるカフ圧の調整

　カフがあると大きな塊の誤嚥は防ぐことができるものの、微量の誤嚥は起こります。そもそもカフの本来の目的は誤嚥防止ではなく、気道に陽圧がかかるようにして換気効率を改善することと、カニューレが気管内に接して肉芽を作るのを防ぐことです。カフ上部に唾液がたれ込んで貯留しても、患者さんは喀出できません。体動に伴うカフと気道のずれや経時的なカフ圧の減弱に伴い、カフ上の貯留物は日常的に気管に流れ込んで（誤嚥して）います。

　カフ圧を上げると気管内への微量誤嚥は多少減らせるものの、食道も圧排され、嚥下したものが通過しづらくなります。また、気管粘膜を強く圧排してしまうことで、粘膜への血流が阻害され、粘膜炎や肉芽、潰瘍、壊死が生じます。気管後壁の膜様部に起こると気管食道瘻や、気管前頸静脈瘻、気管支動脈瘻などの恐ろしい合併症が生じることも報告されています。こうした合併症を防ぐために、近年は、カフ圧が時間経過とともにわずかずつ低下す

る仕組みが取り入れられています。カフ圧が「耳たぶの弾力」程度になっているかどうか、カフ圧計を用いて定期的に確認しましょう。飲水や食事など経口摂取をする際にもカフ圧が適切であることを確認するのは重要ですが、経口摂取をするためにカフ圧を必要以上に上げることは推奨されていません。

経口摂取に向けて、気管切開のウィーニングを

　不要な気管切開は早く閉じるのが鉄則です。しかし気管切開があることで、気管吸引も行いやすく、時間をかけて嚥下評価や訓練を行えるという利点もあります。また、一度閉鎖して再度切開するのは避けたいところです。呼吸器科医や耳鼻咽喉科医など専門家とよく相談しながら万全を期して閉鎖に挑みます。

　人工呼吸器から離脱ができたら、まずはカニューレをカフのないものへ変更できないかを検討します。分泌物があるのにカフなしカニューレにするのは勇気が必要ですが、熱がなく呼吸状態が安定しており、唾液や痰の喀出が嚥下できており吸引回数が減ってきているならば、一度カフなしカニューレにすることを検討しましょう。気道分泌物がぐっと減って、嚥下訓練が進みやすくなる症例をよく経験します。

　カフなしのカニューレに変更後も唾液が嚥下できており、痰の増加や呼吸様式の変化、肺炎の再燃がないか観察します。必要に応じて、気管切開孔から内視鏡を挿入し、唾液の誤嚥がないかなどを（声帯を見上げて）確認します。安定していれば、専門医と相談のうえでカニューレを抜去するか、スピーチカニューレ（ワンウェイバルブ）、レティナの使用も選択肢の一つでしょう。スピーチバルブは会話が可能になるだけでなく、声門下圧の上昇による気道防御の向上、気流による喉頭感覚の改善、喀出能力の改善も期待できます。呼吸様式をみながら短時間から少しずつ練習します。なお、スピーチカニューレはカフ付きのものもあるため、カフを終了できないものの、短時間のスピーチカニューレによる訓練が行えそうなら検討します。レティナは気管切開孔を保持するための軽くてシンプルなカニューレで、喉頭挙上への影響が最小

限であるため、誤嚥のリスクを抑えられます。ただし咳などで外れやすく、また挿入方法を習得していないとすぐに対応できないため、夜間に外れてもすぐに挿入できるよう通常のカニューレを準備するなど、対策が必要です。

気管切開があっても行える嚥下訓練

　気管切開は呼吸や嚥下に様々な影響をきたすため、訓練も慎重に行う必要があります。大前提として、口腔ケア、口や舌の間接訓練、また全身の理学療法、呼吸リハビリと栄養療法により、全身状態を整えておきます。まずは間接訓練（食べ物を用いない訓練）を行いながら、唾液嚥下ができていれば、水飲みテストやフードテストを検討します。水に着色剤を入れて使用する着色水テストなら誤嚥の有無が確認しやすくなります（青や緑など、生体にない色を使います）。嚥下後にカフ上吸引ラインや気管内から色のついた分泌物が吸引されたら、誤嚥を示唆します[4]。嚥下内視鏡を用いると、より多面的な情報が得られます。評価時に、カフありで目立った誤嚥がないようなら、カフ圧を抜いての評価も検討します。やはり誤嚥をしているようであれば、間接訓練を続けながら再評価を繰り返します。

　少量ずつの水やゼリーが問題なく嚥下できている場合には、専門家と相談しながら直接訓練（食べ物を用いた訓練）を行い、摂取する量や形態を徐々にレベルアップさせていきます。このとき、ぶどうゼリーやプリンなど、痰と見分けのつきやすい色のついたものを摂取することで、着色水テストと同様に食後の吸引時に吸引されたものの色をみて、目立った誤嚥があるかどうかの確認ができます。ただし少量の誤嚥は判別困難です。気管切開があり嚥下訓練をしている患者さんでは、訓練の効果とともに、誤嚥性肺炎の徴候を早期に発見することも重要です。気道分泌物の量の変化、呼吸様式や回数、呼吸音、熱、活気など患者さんのベッドサイドで得られる所見や、採血、X線などを、いつも以上にこまめに確認するようにしています。

声が出る喜びを取り戻す「送気訓練」

　重症な患者さんでは、なかなかカフなしカニューレやスピーチカニューレに変更できません。カフ上吸引ラインのあるカニューレを使用している場合には、この吸引ラインから逆に酸素を送気することで、声帯の尾側から空気が流れるため「呼気」の役割を果たし、発声が可能になります[5]。気管切開例では声帯の不使用により廃用をきたしますが、送気をすることでこれを予防し、咽喉頭の感覚や随意的な唾液嚥下の頻度、喉頭侵入や誤嚥の改善も報告されています[6]。何よりも、声が出ることは患者さんにとって大きな希望になります。適応や詳細は、文献をご参照ください。

まとめ

まず気管切開が行われた経緯や術式、カニューレのタイプを確認し、カニューレのウィーニングを試みます。着色水や内視鏡などを活用し嚥下機能を評価し、慎重な直接訓練を検討しましょう。

（吉松）

[参考文献]

1) Feldman SA, et al. Disturbance of swallowing after tracheostomy. Lancet. 1996; 1: 954-955.
2) 古川浩三, 他. 気管切開後の嚥下における喉頭運動の解析. 耳鼻臨床. 1991; 補42: 119-124.
3) Eibling DE, et al. Subglottic air pressure: A key component of swallowing efficiency. Ann Otol Rhinol Laryngol.1996; 105: 253-258.
4) Bechet S, et al. Diagnostic accuracy of the modified Evan's blue dye test in detecting aspiration in patients with tracheostomy: A systematic review of the evidence. Dysphagia. 2016; 31: 721-729.
5) McGrath BA, et al. Safety and feasibility of above cuff vocalisation for ventilator-dependant patients with tracheostomies. J Intensive Care Soc. 2019; 20: 59-65.
6) 小池一郎, 他. カニューレカフ上吸引ラインからの送気訓練を実施した気管切開患者の1症例. 日摂食嚥下リハ会誌. 2015; 19: 69-74.

算定できる加算は？

誤嚥性肺炎の患者さんは、他疾患より時間と人手をかけた看護が必要な場合が多く、入院期間も長引きやすいです。看護師の頑張りを評価するために、算定できる加算はありませんか。 　　　　　　　　　　　（呼吸器病棟看護師長）

　誤嚥性肺炎の診療では、病棟がひときわ多くのケアを担います。加算がつくと実績や励みになり、実際に人員増加につながった例もあるようです。お金のことに対しては苦手意識がある方も多いのではないかと思いますが、日々誠意を込めて行っているケアが認められると、スタッフ（ひいては患者さん）を大切にすることに直結します。知っておいて損はないですよ。

リハビリテーション・栄養・口腔連携体制加算

　急性期病棟で入院後3日以内のリハビリ開始や土・日、祝日のリハビリ実施、病棟専任の管理栄養士の早期介入、口腔管理などを多職種で計画して行うことで、14日を限度に毎日120点が算定できます。医原性の機能低下を防ぐため、2024年度の診療報酬改定で新たに制定されました。リハビリ実施率のほか、退院時のADL低下率や院内での褥瘡発生率が低いことなど細かい条件があるので、厚労省の資料で確認してください（https://www.pt-ot-st.net/pdf/2024/001220075.pdf）。当該病棟に、専従の常勤PT、OTまたはSTを2名以上配置する、専任の管理栄養士を1名以上配置する、などといった施設基準はありますが、本加算の算定を目指すことで診療の質の向上が期待されます。

摂食機能療法

　摂食嚥下障害のある患者さんに、医師や歯科医師の評価に基づく個別の計画に沿った訓練を行うと、算定できます。この加算の特徴は、多職種が担えることと、3か月までは毎日185点（30分未満なら1日130点）算定できることです。例えば脳梗塞後遺症による嚥下障害があり、交互嚥下や複数回嚥下が有効な患者さんに、これらを促しながら食事を介助することは、嚥下の直接訓練に値します。食前の口腔ケアや嚥下体操などの間接訓練も合わせると合計30分はかかるので、看護師で毎日185点、算定できます。2週間の入院なら、これまで通りのケアをきちんと計画書に基づいて行うだけで、25,000円も収益が得られます。ただし、対象となるのは脳卒中などの後遺症による嚥下障害や嚥下造影や嚥下内視鏡で異常を認めた患者さんで、摂食機能療法の有用性が医学的に期待される方です。加算の導入当初より要件が厳しくなってきています。詳しくは、厚生労働省のホームページ（https://www.mhlw.go.jp/content/12400000/000603981.pdf#page=395）などで最新情報をご確認ください。

摂食嚥下機能回復体制加算

　多職種チームで診療にあたると毎週120～210点が算定できます。経口摂取の回復に向けた効果的な取り組みを推進するために、2022年度の診療報酬改定で摂食嚥下支援加算（200点）から改定になりました。対象者は「摂食嚥下支援チームによる摂食・嚥下機能回復に係る取組によって摂食機能又は嚥下機能の回復が見込まれる患者」です。嚥下造影検査や嚥下内視鏡検査の結果に基づいて摂食嚥下支援計画書を作成すること、週1回以上のカンファレンスを実施し計画書や嚥下調整食を見直すことなどが要件になります。

周術期等口腔機能管理料

　周術期には全身麻酔や気管挿管、長期臥床に伴い誤嚥性肺炎の頻度が増えます。歯科医療との連携を推進するための本制度では、手術に際して歯科に評価や介入を依頼した際に算定できます。さらに、放射線治療や化学療法、脳卒中も肺炎のリスクであることが認められ、こうした内科的治療においても手順を踏めば算定が可能になりました。歯科と協力し肺炎予防に努めることが、今や国の方針となっており、多くの病院で歯科医を新たに雇用する動きがみられています。

　こうした加算は要件が毎年のように見直され、改定されています。また、研究結果や世の中の動向に応じて新たな加算や制度も次々と検討されています。特に毎年春の診療報酬改定には着目しましょう。行っているケアに対して正当な評価として加算をきちんと算定できると、院内でも当該病棟や診療科の尽力が認められやすくなり、丁寧なケアを継続しやすくなります。チーム医療を促す一環として、考えておきたいのです。

> **まとめA**
> 摂食機能療法などの加算を通じて、日頃行っている訓練やケアが改めて認められると、スタッフのモチベーションや、病院の評価や収益にもつながります。最新の要件を確認してみましょう。

（吉松）

第3章 入院の診療がうまくいかないとき(病棟編2)

誤嚥性肺炎の患者さんの入院診療は、計画通りにいかないことのほうが多いのではないでしょうか。困ったときにこそ、医療従事者の知識と経験が役に立ちます。食事の形態アップが順調に進まないとき、発熱を繰り返すとき、経口摂取や療養場所について意思決定が難しいとき……。こうした局面に立ったとき、どのように考え、どのように意思決定支援をしていけるのかを知っておけると、誤嚥性肺炎の診療がぐっと向上します。

入院の診療がうまくいかないとき病棟ですること

	チェックリスト	関連項目
診断	□培養結果の解釈	Q37
	□治療効果判定	Q38, Q39
	□酸素化が不良なときの対応	Q43
治療	□悪化・再燃時の対応	Q39, Q40
嚥下	□食べない原因の評価	Q35
	□とろみを嫌がる原因の評価	Q36
	□再誤嚥したときの対応	Q40
ケア	□誤嚥を予防する薬	Q41
	□胃瘻、誤嚥防止術	Q42
	□職種間の齟齬	Q44
面談	□病状説明、意思決定支援	Q45

食べてくれないとき、どうする？

患者さんが嚥下食をなかなか食べてくれません。食べないなら施設では面倒をみられないといわれて、困っています。末梢点滴を併用して、療養型病院へ転院が妥当でしょうか。

（3年目循環器内科専攻医）

　入院すると、食事が合わず、食べられない患者さんを多くみかけます。他疾患なら「退院したら食べるよ」と元気に帰って行かれることもありますが、誤嚥性肺炎ではそう簡単にはいかず、ご家族や施設の不安や期待も感じるだけに、主治医として悩むところです。

食欲低下をきたす疾患を見逃していないか

　嗜好の問題かと思っていたら、食欲を低下させる病態が隠れていることがあります。きちんと確定診断をつけることでその疾患の治療や食欲の改善にもつながります。頻度が高いのは、薬剤性の味覚障害や食思不振です。薬剤に伴う口渇や傾眠、倦怠感が食事摂取量に影響することもあります。服用している薬剤を、食事摂取という視点で薬剤師と見直しましょう。疾患では逆流性食道炎や消化管潰瘍、腫瘍など消化器疾患が想起しやすいですが、甲状腺機能低下症や副腎不全など全身症状をきたす疾患、亜鉛など微量元素の欠乏による味覚障害、抑うつや認知症など認知機能・精神面の影響も考えます。食欲はあるのに、呼吸器疾患による息切れや脳血管障害による麻痺のため食事の動作が困難になっていることもあります。与えられた割り箸やスプーン

が使いにくいことが言い出せていないだけかもしれません。患者さんの立場から食事場面を観察し、なぜ食べられないのかを見極めましょう。

食べられる口になっているか

　しっかり覚醒して消化管が動いていても、口に痛みや不快感があって食べられないこともあります。口腔内の観察を習慣化しましょう。ライトと舌圧子を用いて、咽頭後壁、唇の裏側、舌の裏もよく観察します。乾燥、出血や潰瘍、口腔カンジダ症はないでしょうか。こびりついた汚れを丁寧に落とし、口腔内の保湿をするだけでも、食欲は改善します。また、動揺歯や歯牙欠損、義歯不適合のため、咀嚼や食塊形成がうまくできていないだけかもしれません。できれば一度、歯科衛生士や歯科医にみてもらうよう手配します。

食欲をそそる食事であるか

　食事の提供方法を改善するだけで、摂取量が増えることがあります。嗜好の問題として軽視せず、多職種で介入しましょう。病院食は塩分制限などの理由から薄味になりがちです。味が合わなくて摂取量が足りていないようなら、制限を再考しましょう。塩分量を制限して血管リスクを低下させることも重要ですが、誤嚥性肺炎をきたした低栄養状態の患者さんにとっては、**さらに栄養状態が悪化することのほうが喫緊の課題**であることが多いです。栄養士と相談して梅干しや佃煮を提供したり、好みのものをご家族に持参してもらったり、患者さんと一緒に院内の売店で選んだりすることもあります。加齢や認知症の初期症状として嗅覚障害が出やすく、食事の味を感じにくくなるため、香辛料も取り入れて風味豊かにすると喜ばれます。また、冷めた食事は美味しさが半減します。温度は咽頭へのよい刺激にもなるので、冷たいものはしっかり冷やし、温かいものは温かいまま提供します。

　嚥下食は見た目がよいとはいえず、食欲をそそりにくい要因となっています。特にペースト状では何の料理かわからないため、料理名を伝えたり、食

器を配慮したり、できれば材料ごとにペースト状にすると味が保たれます（例えば、煮野菜をすべてミキサーにかけるのではなく、にんじん、大根、ブロッコリーを別々にペースト状にして配膳すると、それぞれの味が保たれ、見た目にも色鮮やかです）。

　また、不慣れな食べ物は摂取が進みません。昔ながらの和食を食べて生活していた患者さんが、病院食のトマトスープやマンゴーゼリーを前にして、きょとんとされているのをみかけます。献立に配慮するか、慣れたものをご家族に持参してもらうことも検討しましょう。

食欲を落とさない環境であるか

　食事を摂取する環境も大きな影響をもたらします。テレビや会話の音で食事に集中できなかったり、排泄物のにおいのため食思を減退させたりしていませんか。ベッドで体幹角度をあまり上げずに食べていて傾眠傾向となっていたり、丸まった姿勢になり胃が圧迫されたりして食欲が出ていないこともあります。きちんと座位をとったり、窓際へ移動したりすると食欲が発揮されることもあります。また、食事の時間帯が合っていないこともあります。年齢や基礎疾患とともに日内リズムが変動しやすくなります。特に高齢の患者さんは、朝のほうが摂取量が多いことがわかっています。朝食にカロリーの多いものを提供するとよいでしょう。一度に多量にとるのは疲労や腹部膨満感を伴うため、間食や分割食にして、こまめにとれるようにすると疲労も出にくく有用です。介護者の負担を増やさないよう、間食はプリンや栄養剤などの既製品を活用します。服薬時に水ではなく栄養補助食品やジュース、牛乳で飲んでもらうようにすると、自然とカロリーを摂取できます。薬物動態に問題をきたさないか、薬剤師に相談するとよいでしょう。

　嚥下は喉元でごくんと飲み込むところだけでなく、**一連の動作**です。お腹が減って、何を食べたいかなと考えて、うがいや歯磨きをして口をすっきりさせ、家族と食卓に着き、食事をみてどれから食べようかと考え、食べ物をお箸で取って口へ運んで……。これらの流れを抜きにして、ベッドで寝ていたところを起こされて、いきなり口へ食べ物を入れられても、美味しさは感

じにくく、うまく飲み込めません。介助ではなく自力摂取に変え（あるいはご家族に介助してもらい）、監視しすぎないようにすると自然と食べられるようになることもあります。医療者は嚥下を医学的にとらえがちですが、**生活として広い視野でみる**と、摂取できない原因がわかることもあります。

食べない患者さんのゆくえ

介入できる病態がなく、食形態や院内での環境調整も難しいようであれば、療養環境の変更を迫られることになります。時間をかけた栄養療法や理学療法で体力が回復し、食事がとれそうであれば、慢性期病院への転院も選択肢です。ただし可逆的とは言い難い衰弱をきたしているときや、環境要因のため食事をとれていないときには、転院をしたからといって状況が好転することは望みにくくなります。患者さんやご家族とよく話し合いましょう。

慣れた部屋で、慣れた家族や介護者との生活に戻ると、食事がとれるようになることもあります。退院後も相談に乗ること、食事がとれない場合には、また再入院もできることを伝え、思い切って退院させる英断も大切です。また、食事をとれなくて衰弱したとしても慣れた自宅や施設で過ごすことも、ごく自然なことです。ご家族や訪問看護師、施設職員ともよく話し合いましょう。ご家族との対話については、Q56（p.207へ）もお読みください。

食欲不振をきたす薬剤や疾患、味覚障害、認知機能・精神面の変化、口腔内の異常を探ります。食事内容や環境を改善できないか、関連他職種と検討します。慣れた環境へ戻ることの大切さを念頭に、よく相談しましょう。

（吉松）

とろみを嫌がられるとき、どうする？

水分にとろみをつけるように指導すると、嫌がられることがよくあります。とろみがないと誤嚥をしやすいので、リスクを説明しますが、わかってもらえません。どうしたらよいでしょうか？

（言語聴覚士）

　とろみの使用は気軽に指示しがちですが、ほとんどの患者さんが嫌がります。私たちも味見をする程度なら飲めますが、24時間365日、とろみのあるものしか飲めないとなると、どうでしょう。作るのも面倒で、喉の渇きもなかなか癒えません。飲水方法は患者さんの生活に大きく関わるため、切り札を一つでも多く持ち、誠意をもって対応できるようにしておきましょう。

まずは、とろみの必要性を再評価するところから

　患者さんが嫌がるとろみを、入院中は無理に飲んでもらっていても、退院後も続けられるとは限りません。退院後にとろみの指示を守れたのはわずか4割であったという報告もあります[1]。さらに、肺炎のリスクの低い患者さんでは、とろみを使用しなくても肺炎の頻度は変わらなかったというデータもあります[2]。とろみの指示を守れたとしても飲水量が減ってしまい、脱水になることもあります。むやみに患者さんを説き伏せる前に、まずは本当にとろみが必要かを考え直しましょう。

　水分にとろみを加えると、まとまりが出て喉へ送り込みやすくなり、流れる速度も低下するため、特に気道防御機構の反応が遅い患者さんなどでは誤

嚥しにくくなると期待されています。しかし、とろみの濃度を濃くするほど嚥下前や嚥下時の誤嚥は減る一方で、液体というより固形に近づくため飲み込む力が必要になり、**咽頭に残留しやすくなります**。つまり、とろみさえつければ安全とは限らず、とろみを使用することがかえって誤嚥（特に嚥下後の誤嚥）のリスクを高めていることさえあるのです。入院時にひとまず指示したとろみを漫然と継続するのではなく、その都度、必要性や適切なとろみの程度、代替案を評価しましょう。高熱があり呼吸状態の悪い入院時と、これらが改善してからでは、嚥下機能は異なります。ベッドサイドでの水飲みテストのほか、嚥下内視鏡や嚥下造影を行うこともあります。ただし、検査では安全に飲水できたとしても、寝起きに姿勢を正さずに飲んだり、慌てて飲んだ場合など、条件が異なれば誤嚥をするかもしれません。とろみを変えた場合は、数日間は、**飲水以外の条件を変えず、誤嚥の徴候がないかを観察**します。

段階的にとろみをなくす方法：LIP

　Liquid Intake Protocol（LIP）は、とろみを段階的になくしていくための便利な方法です[3]。第一段階では水とお茶のみ、とろみをなくします。この段階をクリアすれば、第二段階ですべての液体（牛乳やジュース、味噌汁など）のとろみをなくします。それぞれの段階で、はじめの3日間は昼食時だけとろみをなくし、問題がなければ4日目から3食ともとろみをなくし、1週間経過をみて発熱やむせこみの頻度、摂取方法などに変わりがなければ、クリアしたと判断します。日本で開発された方法ですので、原著で詳細を確認してみてください。

とろみを飲みやすくする工夫

　とろみをなくせないとしても、濃度は必要最小限に設定しましょう。ダマができると飲みづらく、不快に感じやすいため、フォークなどで時間をかけ

て攪拌し、均一に作るように看護師や介護者、ご家族と練習します。また、冷やしたり温めたりすると、飲みやすくなります。

　さらに、とろみを嫌がる背景には、準備の煩わしさが関係していることもあります。ケアマネジャーなどを通じて購入手段を支援するほか、(少し値は張りますが)大袋ではなくスティックタイプのとろみ粉を用いると毎回の計量が省けます。とろみがついたお茶やコーヒーの既製品も販売されているので、紹介すると喜ばれることがあります。また、濃厚なジュース(ネクター)やエンシュア®などの栄養剤、ポタージュスープなどであれば、とろみ粉を使わなくても自然なとろみがあるため、とろみを使わずに飲める患者さんが多いです。とろみをつける手間やとろみ独特の臭いやダマがないため、続けやすくなります。

とろみを使わずに、安全に飲水する方法

　それでもどうしてもとろみを使いたくない場合は、代わりに飲水前に徹底的に口腔ケアを行うことと、とろみなしの水分を摂取できる時間帯などを細かく指定することで誤嚥性肺炎のリスクを軽減できるとされています。Frazier Free Water Protocolというプロトコルです[4]。適応を慎重に選び、かつ指示を厳重に守れば、誤嚥性肺炎はあまり増えないことがわかっています[5]。

患者さんの価値観

　とろみについて考えるとき、患者さんがどのような生活を送りたいかという人生観を共有することは、嚥下機能の評価と同じぐらい大事かもしれません。医学的に(生命予後を延長させるために)より安全な方法を医療従事者は提案しがちです。しかし、糖尿病の食事制限もそうであるように、美味しいものを食べたいと思うことも、間違いではないのです。末期癌の患者さんで、それまで制限していた飲酒を許可することがありますね。誤嚥性肺炎においても、こうした慢性疾患とうまく付き合う視点や、緩和ケアの精神が求めら

れているように感じます。**とろみを強いる姿勢を少し緩めて**、患者さんとじっくり話してみてはいかがでしょう。もし絶対にとろみを使いたくないのであれば、退院後にこっそりととろみをやめてしまわれるよりも、**入院中から多職種で対策を検討する**ほうが心強いのではないでしょうか。例えば姿勢や摂取する際の一口量、スプーンを用いる、事前に口腔ケアをする、などといった対策をとることも一つでしょう。どのようにすれば少しでも安全に水分をとれるか、またどのような体調のときにはなるべくとろみを用いたほうがよいか、工夫をお伝えできると喜ばれるかもしれません。

とろみの必要性を評価したうえで、可能ならとろみをなくすことを試みましょう。継続する必要がある場合には、より美味しく、快適に利用できる手段を伝え、継続可能な方法を模索します。

（吉松）

[参考文献]

1) Shim JS, et al. Factors associated with compliance with viscosity-modified diet among dysphagic patients. Ann Rehabil Med. 2013; 37: 628-632.
2) Kaneoka A, et al. A systematic review and meta-analysis of pneumonia associated with thin liquid vs. thickened liquid intake in patients who aspirate. Clin Rehabil. 2017; 31: 1116-1125.
3) 福山小百合, 他. とろみを外すプロトコルの開発と有用性・安全性の検討. 嚥下医学. 2018; 7: 211-215.
4) Panther K. The Frazier Free Water Protocol. Dysphagia. 2005; 14: 4-9.
5) Gillman A, et al. Implementing the free water protocol does not result in aspiration pneumonia in carefully selected patients with dysphagia: A systematic review. Dysphagia. 2017; 32: 345-361.

培養での検出菌の評価は？

喀痰から菌が検出されたときに、原因菌と考えて治療を行うべきかどうか悩むことが多いです。どのように解釈して検出菌を評価して、治療につなげていけばよいでしょうか？

（3年目内科専攻医）

　培養結果が出たからといって、それが原因菌であると決めつけずに、考える姿勢は大切にしたいですね。まずは検出菌と原因菌の違いについて考えていきましょう。

検出菌と原因菌の違い

　肺炎の原因菌検索として喀痰培養検査が一般的に行われますが、もちろん喀痰は無菌検体ではないことに注意しましょう。血液培養のように無菌検体からの培養はコンタミネーションを除いて感染を一番に考える必要がありますが、喀痰培養は、臨床所見や喀痰の性状をみて培養結果を判断する必要があります。つまり、「**喀痰培養から○○が生えた＝○○が原因菌の肺炎**」というわけではありません。

　日本のNHCAPにおいて喀痰培養から検出する菌種として、改めて成人肺炎診療ガイドライン2024でシステマティックレビューが行われていますが、多い順に、①肺炎球菌、②黄色ブドウ球菌、③クレブシエラ属、④緑膿菌、⑤ヘモフィルス属、⑥ストレプトコッカス属（肺炎球菌を除く）という結果は変わりませんでした[1]。また、HCAP患者さんに対して、病巣から直接採取し

た気管支肺胞洗浄液を用いた網羅的細菌叢解析も2022年に再度発表されており、①ストレプトコッカス属、②肺炎球菌、③プレボテラ属、④ヘモフィルス属、⑤緑膿菌、⑥ゲメラ属と続きます[2]。

実際の原因菌を示すこの結果から、培養では、口腔内連鎖球菌（ストレプトコッカス属）やプレボテラ属などの嫌気性菌は過小評価されており、黄色ブドウ球菌は過大評価されていることが考えられています。

実際に、初期治療がうまくいかず喀痰から黄色ブドウ球菌が検出されていることから、黄色ブドウ球菌のカバーを考えた治療を行うかどうかについて相談を受けることも多くありますが、黄色ブドウ球菌が原因ではなく他の治療失敗の原因があることをよく経験します（**Q31**, p.109へ）。もちろんNHCAPの中に黄色ブドウ球菌による肺炎がいないわけではありませんが、検出割合より実際原因となっている割合は低く、この網羅的細菌解析の結果は臨床的な印象とも合致している印象です。

誤嚥性肺炎における同様の研究でも、よりストレプトコッカス属が原因菌である割合が多く、嫌気性菌の割合は少ないという結果でした[3]。これは必ずしもアンピシリン・スルバクタムではなくセフトリアキソンによる初期治療が可能であることを支持する一つの結果です。

菌種による違い

検出菌と原因菌が異なるという話をしてきましたが、やはり臨床において、治療開始した抗菌薬でカバーしない菌種が培養から検出されたときにどうしようか迷うかと思います。喀痰培養検査で検出されることの多い菌種である緑膿菌・MRSA・カンジダについて、先ほどの検出菌・原因菌の違いを踏まえて考えてみます。

①緑膿菌が検出された場合

緑膿菌はセフトリアキソンやアンピシリン・スルバクタムではカバーが不十分な菌種となります。緑膿菌は肺炎の原因菌となることはありますが、医療曝

露のある患者さんでは、**気道の定着菌として培養される**こともままあります。カバーしない抗菌薬での治療経過が良好であれば、あえてカバー範囲を広げなくてもよいと考えます。臨床経過が不良であり、良好な検体で緑膿菌が培養されている場合は、臨床経過不良の原因が、本当に抗菌薬のカバー範囲が不足していることによるものかを吟味しつつ、カバー可能な抗菌薬に変更するかどうかを検討しましょう。これは耐性傾向のあるグラム陰性菌としてまとめられる SPACE（*Serratia marcescens, Pseudomonas aeruginosa, Acinetobacter baumannii, Citrobacter sp., Enterobacter sp.*）全体でも同様に考えられます。

〖 ②MRSAが検出された場合 〗

　黄色ブドウ球菌が肺炎を起こすことはありますが、こちらも原因菌でない場合にも検出されることが多い菌の一つです。最終的に原因菌かどうかを判断するのは難しいことも多いのですが、**喀痰グラム染色所見による判断が有用**とされます。カバーしない抗菌薬での治療がうまくいっていないと考えられ、喀痰グラム染色で黄色ブドウ球菌の貪食像がみられた場合に、治療対象とすることも考えましょう。

〖 ③カンジダ属が検出された場合 〗

　喀痰からカンジダ属が検出された場合に、カンジダ肺炎を考慮する必要は基本的にありません。しかし、カンジダ属の定着は、カンジダ属による深在性真菌症を起こすリスクファクターではあるので、カテーテル感染など**肺炎以外の感染源**については注意するようにしましょう。

血液培養陽性の場合は感染源を再考する

　次に血液培養についてです。誤嚥性肺炎は、血液培養の陽性率が低い疾患の一つです（Q7、p.21へ）。肺炎の診断が正しく、血液培養が陽性になるとすれば、肺炎球菌やインフルエンザ桿菌、時に腸内細菌や緑膿菌が陽性となることがあります。

しかし、血液培養から黄色ブドウ球菌、カンジダ属、腸内細菌などが培養されたときは、誤嚥性肺炎以外の感染源についても検討することをお勧めします。頻度が高いのは尿路や胆道系の感染症ですが、菌種により感染性心内膜炎やカテーテル感染症なども含め、もれなく確認しましょう。

> **まとめ**
>
> 喀痰からの検出菌が今回の病態に関わっているかどうかは、それぞれの菌の特徴を理解して慎重に判断しましょう。血液培養から菌が検出された場合は、他の感染源がある可能性も考えましょう。

(山入)

[参考文献]
1) 日本呼吸器学会，編．成人肺炎診療ガイドライン2024．p203．
   https://www.jrs.or.jp/modules/guidelines/index.php?content_id=94（会員のみ閲覧可）
2) Nemoto K, et al. Comparative study of bacterial flora in bronchoalveolar lavage fluid of pneumonia patients based on their pneumonia subtypes and comorbidities using 16S ribosomal RNA gene analysis. J Infect Chemother. 2022; 28: 1402-1409.
3) Akata K, et al. The significance of oral streptococci in patients with pneumonia with risk factors for aspiration: the bacterial floral analysis of 16S ribosomal RNA gene using bronchoalveolar lavage fluid. BMC Pulm Med. 2016; 16: 79.

治療効果判定は
いつ、どのようにする？

誤嚥性肺炎の患者さんに自覚症状についてうまく聞き出せないこともあり、今の治療がうまくいっているのかどうか、判断に悩むこともあります。どういったポイントを確認すればよいか教えてください。
（2年目研修医）

　治療初期に研修医の先生に経過を聞くと、詳細な血液検査データを教えてくれることがあります。治療効果判定を行うにあたって、特に治療初期はデータより大切なものがベッドサイドにあるので確認しましょう。

臓器特異的な指標を意識する

　感染症における治療効果判定の基本として、まずは感染した臓器に特異的な指標を用いることが重要です。誤嚥性肺炎の治療効果判定としては、呼吸数、酸素飽和度、必要な酸素投与量が改善しているかどうかを確認し、重症の場合や併存疾患にCOPDなど肺疾患がある場合には、動脈血液ガス所見を確認しましょう。
　臓器特異的な指標ではありませんが、活気があるかどうかも非常に重要です。呼吸状態がすぐに改善していなくても活気が出てきている場合は、治療効果があると考えて現行治療を継続する一つの根拠になります。
　体温の上昇、白血球数、CRPなどは、いろいろな修飾を受ける非特異的な所見であり、遅れて改善することも多いため、治療早期に効果判定の指標として用いるには不適切です。

体温の上昇、白血球数やCRPの上昇がみられても、臨床所見が改善傾向である場合、拙速に肺炎治療がうまくいっていないと判断するのではなく、評価を継続するようにしましょう。しかし、4〜5日目以降にもこれらが遷延している場合には、その原因を検討するようにしましょう。

　画像所見も改善が遅れることの多い指標になります。一般的な市中肺炎では治療確認に胸部X線検査での確認は必須ではないとされていますが、誤嚥性肺炎の場合は市中肺炎と比較して、肺結核・肺癌・肺水腫などの合併が、あとから明らかになる可能性がありますので、4〜7日後には1回確認しておいてよいでしょう。また呼吸状態が悪い場合はもう少し短いスパンでの確認や、入院時に胸部CT検査を行っていない場合はCT検査について検討しましょう。

　このように、（特に早期の）治療効果判定に重要な所見は、血液検査や画像検査などの電子カルテ上のデータではなく、ベッドサイドでの診察で随時確認できるものです。研修医の先生方は上級医へのプレゼンテーションでは、まずベッドサイドで得られるものから順番に伝えていくようにしましょう。治療効果判定は日々の診察のたびに行っていくことになります。そのために、忙しい臨床業務の中でも、**患者さんのもとへ可能な限り足しげく通い、状況を確認**するようにしましょう。

まとめ

肺炎の治療効果判定には、呼吸器に特異的な所見としてベッドサイドで得られる呼吸数、酸素飽和度、必要な酸素投与量が改善しているかどうかをこまめにみながら判断しましょう。

（山入）

熱が再燃したら、広域抗菌薬に変更する？

食形態を変更して食事を続けながら誤嚥性肺炎の治療をしていたら、熱がまた出てしまいました。抗菌薬を広域にしておいたほうがよいでしょうか？

（2年目研修医）

　誤嚥性肺炎の治療経過で、一旦解熱したのにまた熱が出たときは焦りますよね。でもその熱を解決するために、抗菌薬を広域に変更することが有効なことはそこまで多くはありません。落ち着いて対応しないと、余計に治療経過を複雑なものにしてしまいます。まず現状の評価をしましょう。

発熱の原因を突き詰める

誤嚥性肺炎の治療中にみられる熱の原因は、大きく三つに分けて考えます。

① 誤嚥性肺炎以外の熱源がある
② 肺炎そのものが悪化している
③ 誤嚥を繰り返している

① 誤嚥性肺炎以外の熱源がある

　入院中は、誤嚥以外のことが発熱の原因となることも多いです。まずは、入院中の発熱の鑑別を丁寧に行いましょう。感染症としては、肺炎以外に尿路感染、血管内カテーテル感染（末梢点滴でも）、偽膜性腸炎（抗菌薬投与中）、皮膚軟部組織の感染（褥瘡の有無）、胆嚢炎（セフトリアキソン長期使用時は注意し

ましょう）などがないかを意識して、診察しましょう。感染症以外にも、薬剤熱、血栓症、褥瘡、偽痛風などは、入院中に生じやすい熱源です。

【 ② 肺炎そのものが悪化している 】

　発熱とともに膿性痰の増加、呼吸状態の悪化などがあるかを確認します。また、敗血症の状況かどうかの判断も必要です。呼吸状態や胸部画像所見で、急激な悪化が生じた場合は、心不全・腎不全による肺水腫が原因のときもあり、心機能や体液管理を、一度見直しましょう。そのうえで、やはり肺炎の増悪が原因と考えられるときは、抗菌薬のカバー範囲の問題なのか、もしくは膿胸や肺膿瘍が生じているかを検討しましょう。

【 ③ いったん肺炎は改善したが誤嚥を繰り返している 】

　他の熱源を評価したうえで、やはり誤嚥が疑わしい場合もあります。誤嚥を繰り返したことが原因の場合は抗菌薬を広域にしても解決しないことが多いです。食事の調整が必要なこともありますが、詳細は**Q40**（p.147へ）をご参照ください。また抗菌薬治療を終了後、誤嚥を繰り返し再度発熱した場合に抗菌薬再開は必要でしょうか。入院後に口腔ケアがある程度適切に行われている場合には、いわゆる誤嚥性肺臓炎（**Q2**、p.5へ）と判断して抗菌薬を投与せずに経過をみる選択ができるときもあります。全身状態・重症度などを評価したうえで決定するようにしましょう。

どの抗菌薬に変更する？

　HAP／NHCAPの原因菌のうち、アンピシリン・スルバクタム、セフトリアキソンでカバーできない菌種は、緑膿菌、MRSA、コリネバクテリウム属、耐性化したクレブシエラ属・大腸菌などです。

　緑膿菌、耐性化したクレブシエラ属・大腸菌をカバーする場合には、タゾバクタム・ピペラシリン、カルバペネム系薬までカバーを広げることを検討しましょう。またMRSA、コリネバクテリウム属をカバーする場合には抗

MRSA薬を追加することが必要です。

　しかしこれらの菌種はアンピシリン・スルバクタム、セフトリアキソン投与中に喀痰から培養されることの多い菌種であり、培養されたからといって原因菌とは限りません。こういった広域抗菌薬や抗MRSA薬に変更する場合には、並行して前段の肺炎以外の原因や膿胸・肺化膿症の合併などがないかという視点で考えるようにしましょう。また評価は難しい面もありますが、良質な喀痰を採取してグラム染色を改めて確認することもひとつの手段です。

　また抗酸菌・レジオネラ・マイコプラズマなども、初期治療でカバーできていない菌種になります。初診時に検査を出していなかった場合や、画像や経過から疑われる場合は、追加検査を検討しましょう。検査については**Q8**（p.23）を参照ください。

熱が出たから反射的に広域抗菌薬に変更するのではなく、なぜ熱が出たのかの原因をまずは評価するようにしましょう。特に広域抗菌薬に変更する場合には、改めて培養検査を行うなど戦略を練り直すようにしましょう。

（山入）

また誤嚥してしまったので、絶食？

入院中に、食形態を上げていると、誤嚥性肺炎が再燃してしまうことがよくあります。やはり絶食にするしかないのでしょうか。「せっかく退院が目前だったのに……」と悩みます。　　　　　　　　　　　　（10年目腎臓内科医）

　入院中に誤嚥を繰り返してしまうことは、よくあります。「せっかく食事をとれていたのに……」、「退院も決まっていたのに……」と患者さんにとっても医療従事者にとっても悔しい瞬間です。まず、誤嚥以外の原因を考えます（**Q39**、p.144へ）。やはり誤嚥が原因であった場合は、その理由を探ると、方向性が定まります。「誤嚥だから絶食」とする前に、よく検討しましょう。

誤嚥をした原因をとことん探る

　誤嚥をするのには、何か原因があります。疾患による影響は、**Q14**（p.42へ）で紹介しました。入院中に再度誤嚥をするときは、これらを新たに発症していることもあるので、症状や身体所見を見直します。しかし、より多いのは、生活面、とりわけ**食事のとり方にまつわる変化**です。

　例えば、食事量を増やしたところ、食事の終盤に疲労が出たり姿勢が崩れてしまったりして誤嚥をしているだけなら、体力や呼吸状態が改善するまでは食事を減量し、輸液を併用することがあります。咀嚼などによる疲労が出にくい食形態にすることも選択肢です。食事を介助ではなく自力摂取に変えたところ（あるいは配膳時に、介助者が来るのを待ち切れずに、患者さんが自力で摂取

してしまったところ)、一口量が多くなり、身体も起き上がってしまい、誤嚥をしやすくなることは往々にしてあります。体幹角度が変わった、ベッドではなく椅子で食事をするようになった、食事中に同室者と話す頻度が増えた、テレビをみながら食べるようになった、義歯を使用せずに食べてしまった、などの変化はないでしょうか。また、食事中には誤嚥をしていなくても、臥床したまま飲水をしていたり、とろみのない水分や持ち込んだ菓子類をこっそりと間食したりしているかもしれません。飲み食いのときだけでなく、うがい、口腔ケア、内服時など、頸部を後屈する(まるで気道確保の姿勢になる)ときは、誤嚥に要注意です。うがいをするときにいつもむせ込んでいる場合は、ガラガラうがいをブクブクうがいに変更することも一つです。誤嚥の原因を突き止めるには、**患者さんが日々どう過ごしているかをよく知る**ことと、他職種、ご家族とも**情報共有ができていること**が重要です。

誤嚥から肺炎に至った原因を探る

　誤嚥をしても、肺炎になるとは限りません。咳で喀出できていれば、問題にならないことも多いのです。また、食前や寝る前に口腔内が清潔であれば、重度の感染は予防できます。誤嚥をして肺炎になったということは、**咳嗽の減弱や口腔内の衛生状態の悪化**を考えます。

　咳嗽反射を低下させる薬剤(鎮咳薬、鎮静薬など)の使用が増えていないでしょうか。常用薬だけでなく、不眠時・不穏時に屯用としている薬剤の使用頻度や量の変化、使用している時間帯が明け方ではないか、確認します。入院に伴いよくみられる咳嗽力の低下の原因として、臥床している時間の長期化、廃用やサルコペニアの進行、また、同室者への迷惑を心配して咳を我慢していることもあります。腹痛や尿意・尿失禁、息切れなど別の症状が出現し、咳嗽がしづらくなっていることもあります。

　口腔内の衛生状態は、入院時のみならず、経時的に確認します。入院直後は看護師が口腔ケアをしていて清潔が保たれていたものの、全身状態の改善に伴い自力で歯磨きをするようになると、汚れが除去できず、誤嚥性肺炎を

再燃することは頻繁にみられます。義歯のケアが十分でないこともあります。歯磨きや義歯洗浄の自立を促すのは重要ですが、自力で行ったのちに看護師が丁寧に確認し、届きにくいところは手伝うなど、患者さんにも他職種にも意識づけが重要です。退院がみえてきたら、ご家族や介護者にも注意点を引き継ぐようにしましょう。

絶食以外の選択肢を、多職種で考える

　上記のように、食事の摂取方法や薬剤、口腔ケアに問題があるときは、その改善が肺炎の治療と予防になります。経口摂取の条件を満たしていれば（**Q22**、p.71へ）、絶食は必要ありません。とはいえ、誤嚥の原因を一つに断定することは難しく、体調が弱っているときに同じ食事を継続することは不安を伴うものです。また、食形態が一因になっているときももちろんあります。そういうときには、いきなり絶食にするのではなく、食事の段階を一つ下げることを考えます。考え方は、食事を段階的に上げていく方法（**Q29**、p.100へ）の逆になります。例えばきざみ食で誤嚥をした場合には、あんかけでまとまりを出すようにするか、ミキサー食に変えてもよいでしょう。全粥や米飯で誤嚥をしたなら、一旦ミキサー粥にすることを考えます。食事終盤に疲労から誤嚥をしやすくなっていそうなときは、提供する量を一旦減量してみることもあります。ゼリーだけでもよいので、何らかの経口摂取を続けることで、機能を過度に衰えさせずに済みます。看護師や栄養士、言語聴覚士や理学療法士と相談してみると、原因がわかり、対策がみえてくることも多いです。**方針を決めてしまう前に、一度は話し合う**ようにしましょう。

それでも絶食が必要なとき

　食形態を下げても誤嚥を繰り返してしまうときや、誤嚥に伴う全身状態・呼吸状態が極度に悪化しているときは、絶食がやむを得ない場合もあります。全身状態の改善を優先し、取り急ぎの判断として、絶食にすることもありま

す。ただし、絶食や食形態を落とすことを選択した場合も、体調が安定したときや専門家に相談できるときに、早めに嚥下機能を評価し、より適切な対策を検討しましょう。

まとめ

患者さんの生活をよく観察し、誤嚥と肺炎の原因をとことん探ります。特に入院中に生じやすい原因は意識的に確認するようにしましょう。なるべく絶食は避け、原因に見合った対策を、多職種で選択します。

（吉松）

ひとやすみ

J-Oslerと誤嚥性肺炎

　新内科専門医制度が始まり約3年が経ちました。各診療科の症例を経験することは、今後の長い医師人生を考えたうえで意義のあることと思いますが、専門症例の狭間にある誤嚥性肺炎の経験が減ってはいないかと危惧します（総合内科IIに嚥下性肺炎として含まれてはいるのですが……）。各科へローテートしてくる専攻医の先生方には、自科で不足している経験症例を充足するように担当が決まっていくことが多いでしょう。逆に誤嚥性肺炎をせっかくローテートしてくる先生に担当してもらうのは……という気持ちも出てしまいます。

　感染症治療・リハビリ・薬剤管理・食事栄養管理・ACP・面談・退院調整など内科専門医となるうえで重要な全人的医療の実践に必要な項目が誤嚥性肺炎診療には多く含まれています。これからの内科専門医の先生方にも誤嚥性肺炎の診療を通して病棟管理について考える機会があればよいなと思っています。

（山入）

誤嚥性肺炎を予防する薬は？

高齢の患者さんでは訓練がうまく行えません。嚥下食にしたり、吸引を行っていても、誤嚥を繰り返してしまうことがあります。誤嚥性肺炎を予防できる薬はありませんか。

（6年目在宅医）

　これは患者さんのご家族から、最も尋ねられる質問ですね。そんな薬があったら教えていただきたいぐらいです、なんて思いながらも、何とかして元気になってもらいたいという気持ちがわかるだけに、あの手この手と工夫してみるのです。

薬での誤嚥性肺炎の予防を考える前に

　誤嚥性肺炎の予防の大原則は、原疾患の治療、徹底的な口腔ケア、そして食事や飲水の工夫ができていることです。特に原疾患の治療においては、その疾患の一般的な治療より一歩踏み込んで、誤嚥に焦点を当てて考え直します（**Q15〜19**、p.49〜59へ）。例えばパーキンソン病であれば、食事時間に薬効が最も発揮されるようにできないか（あるいは薬効が最も高いときに食事をできないか）、慢性呼吸不全であれば、食事時に酸素投与量を増やすことで摂食時の息切れを軽減できないかを、考えます。さらに、疾患を問わず併存しやすいサルコペニアに対する栄養療法や、廃用に対する理学療法も重要です。

　誤嚥性肺炎との関連で薬について考えるとき、薬を新たに導入することで誤嚥を予防できる患者さんより、悪影響をきたし得る薬を減量・中止するこ

とで誤嚥を予防できそうな患者さんのほうが、圧倒的に多い印象があります。薬が増えるほど、相互作用も懸念されます。まずは誤嚥性肺炎の**リスクとなっている薬を減量、中止**できないかを考えるようにしましょう。

　薬にもすがる思いの患者さんやご家族にとっては、薬での予防を提案されると、大きな期待をもたれることでしょう。薬での予防はあくまでも補助的なものであることを、医療者としてよく認識しておくことが大切です。誤嚥性肺炎の予防は非薬物療法が主軸です。こうしたことを前提として、下記のような薬剤を覚えておくと有用な場合があります。

嚥下機能を改善させうる薬

〖 イミダプリル（タナトリル®）、シロスタゾール（プレタール®）〗

　いずれも、サブスタンスP濃度を上昇させることで喉の感覚が向上し、嚥下反射が改善するといわれています[1]。アンジオテンシン変換酵素（ACE）阻害薬は、副作用である乾性咳嗽を利用した姑息的な方法であると考えられがちですが、実はそれだけではないのです。特に脳卒中後の患者さんにおける肺炎の頻度を、イミダプリルの使用で1/3に[2]、シロスタゾールの使用で1/5に[3]低下させたというエビデンスもあることから、両剤とも脳卒中ガイドラインで「脳卒中における誤嚥性肺炎の予防目的に投与を考慮してもよい（グレードC1）」と明示されています。誤嚥性肺炎を繰り返す患者さんに併存する高血圧症や脳梗塞に対して降圧薬や抗血小板薬を投与する場合には、これらの使用を検討してみてもよいでしょう。

〖 アマンタジン（シンメトレル®）、レボドパ（ドパストン®）〗

　本来はパーキンソン病の治療薬です。アマンタジンはサブスタンスPの分泌調整作用により[4]、またレボドパはやドパミン遊離促進作用により、肺炎を予防する効果が示されています。脳血管障害の患者さんでも、これらにより肺炎の発症が低下したことが示されています[5]。パーキンソン病の診断がつかない場合も、嚥下反射が低下している患者さんにこれらを用いると活気

や食欲、嚥下機能が改善することがあります。ただし、幻覚やせん妄、ミオクローヌスなどの有害事象もあるため、少量から慎重に使うようにします。

〖 β遮断薬 〗

β遮断薬を内服している患者さんではサブスタンスP濃度が高いこと[6]や、肺炎の罹患率が低いことが報告されてきています。まだ新しいデータのため、実臨床への応用は、今後の研究が待たれます。

〖 半夏厚朴湯 〗

サブスタンスPを介して嚥下反射時間を短縮させ、長期療養型病院に入院中の高齢者で、肺炎の発症率低下や食事摂取量改善が報告されています[7]。前述の薬剤ほど適応が狭いものではなく、また去痰作用もあることから、様々な患者さんに応用しやすい薬です。

〖 葉酸 〗

高齢者で葉酸が欠乏すると嚥下機能を低下させ、誤嚥性肺炎の危険因子になります。葉酸欠乏の高齢者に葉酸を補充すると嚥下反射を改善し肺炎の発症率を低下させることが報告されています[8]。

上部消化管逆流を改善させる薬

〖 六君子湯 〗

胃切除後や逆流性食道炎、食道裂孔ヘルニアなどでは、上部消化管逆流のため誤嚥をしやすくなります。これらは咽頭期の嚥下障害のようなむせ込みや飲み込みにくさを伴わないため、気付きにくく、また対応法も異なります。六君子湯は食道下部や胃の蠕動を改善し、胃食道逆流やそれに伴う肺炎など合併症への予防効果が示されています[9]。特に胃切除後で肺炎を繰り返す患者さんでは有用です。食欲も改善し結果的に栄養状態の向上も期待できます。

〚 モサプリド（ガスモチン®）〛
　上部消化管の蠕動促進作用により、逆流をきたす疾患をもつ患者さんや経管栄養中などに、食前に投与すると有用です。胃瘻のある患者さんで、肺炎の発症率を低下させることが報告されています。食欲の改善も期待できます。

気道感染を予防する薬

〚 肺炎球菌ワクチン、インフルエンザワクチン 〛
　ワクチンは特定の微生物に対するものですが、いずれも高齢者肺炎の予防に有用であることが報告されています。肺炎球菌が口腔内に定着していることや、インフルエンザ感染症への罹患により全身状態が低下することで二次性に誤嚥性肺炎を生じやすいためではないかと考えられます。新型コロナウイルスワクチン、RSウイルスワクチンなど、新しいワクチンと高齢者肺炎予防への有用性についても最新の情報に着目しましょう。詳しくは**Q53～54**（p.197～200へ）をご参照ください。

〚 マクロライド系抗菌薬 〛
　エリスロマイシンやクラリスロマイシンは、少量長期投与により、抗菌作用のみならず気道線毛運動の亢進や、胃食道逆流の予防に伴う食欲促進作用があるとされます。肺炎の既往のある高齢者での肺炎予防効果や、びまん性嚥下性細気管支炎への治療効果が示されています[10]。ただし、非結核性抗酸菌症の耐性化を招くため、抗酸菌感染が否定的であることを確認してから導入します。

　このほか、アルツハイマー型認知症においては、治療薬であるコリンエステラーゼ阻害薬が無気力・無関心などの陰性症状を改善し、食欲を向上させると言われています。ただし、副作用として嘔気が出ることがあるため、処方する際には、かえって誤嚥のリスクを高めていないか、経過を追います。また、食欲を向上させ得る薬剤として、漢方薬（六君子湯、補中益気湯、加味帰

脾湯、十全大補湯、人参養栄湯など）やレボドパ配合剤があります。とくに人参養栄湯は慢性気道感染やそれにともなう体重減少に対する効果も研究されており、有用な症例を時々見かけます。

誤嚥性肺炎の予防の大原則は、原疾患の治療、口腔ケア、食事の工夫、そして誤嚥に悪影響をきたす薬剤の中止です。薬物による予防は、これらを行ったうえで慎重に検討しましょう。

（吉松）

[参考文献]

1) Ohkubo T, et al. Effects of an angiotensin-converting enzyme inhibitor-based regimen on pneumonia risk. Am J Respir Crit Care Med. 2004; 169: 1041-1045.
2) Arai T, et al. ACE inhibitors and protection against pneumonia in elderly patients with stroke. Neurology. 2005; 64: 573-574.
3) Shinohara Y, et al. Antiplatelet cilostazol is effective in the prevention of pneumonia in ischemic stroke patients in the chronic stage. Cerebrovasc Dis. 2006; 22: 57-60.
4) Nakagawa T, et al. Amantadine and pneumonia. Lancet. 1999; 353: 1157.
5) Yamaya M, et al. Interventions to prevent pneumonia among older adults. J Am Geriatr Soc. 2001; 49: 85-90.
6) Miarons M et al. Increased levels of substance P in patients taking beta-blockers are linked with a protective effect on oropharyngeal dysphagia. Neurogastroenterol Motil. 2018; 30: e13397.
7) Iwasaki K et al. A pilot study of banxia houpu tang, a traditional Chinese medicine, for reducing pneumonia risk in older adults with dementia. J Am Geriatr Soc. 2007; 2035-2040.
8) Ohrui T, et al. Preventive strategies for aspiration pneumonia in elderly disabled persons. Tohoku J Exp Med. 2005; 207: 3-12.
9) Gunji S, et al. Effects of rikkunshito, a kampo medicine, on quality of life after proximal gastrectomy. J Surg Res. 2013; 185: 575-580.
10) Miyashita, et al. Importance of prevention in pneumonia in elderly － attempted use of macrolide therapy. Jpn J Antibiot. 2016; 69: 349-355.

胃瘻やCVポート、誤嚥防止術の適応は？

口から食べられないとき、胃瘻やCV（中心静脈）ポートはどのような患者さんに勧めていますか。誤嚥防止術も、受けた患者さんをみたことがなくて、どういう症例で考えるのかがわかりません。 （7年目総合診療医）

　経口摂取ができないときに経鼻胃管やCVカテーテルは代替法として使いやすいですが、手術となると、適応に悩みます。特に急性期病院では患者さんの経過を長期的にみることがかなわず、早めの方針決定が求められる場合が多く、なおさら難しい判断になりますね。

まず知っておきたいガイドラインの推奨

　米国静脈経腸栄養学会のガイドライン[1]では、経口摂取が行えないときは経腸栄養が第一選択で、4週間以上摂取できない場合は胃瘻が推奨されています。経腸栄養を行えない場合には経静脈栄養（4週以上続くことが予想される場合には中心静脈栄養）の適応となります。日本でもこの基準が踏襲されています。気を付けたいのは、栄養療法を考えるうえでは栄養状態だけでなく患者さん全体をみる必要がある点です。特に誤嚥性肺炎の患者さんでは栄養療法のみでは改善しない段階のことが多く、**予後やQOLに配慮して栄養療法の適否や功罪を考えること**が重要です。日本老年医学会のガイドラインを一度は読むようにしましょう[2]。

胃瘻の考え方

　実臨床では、十分な経口摂取が4週間以上できない患者さん全員に胃瘻を推奨するわけではありません。例えば経鼻栄養が問題なく投与できていて、2か月で経口摂取が確立する見込みがあれば、そのまま経鼻栄養を継続するでしょう。あるいは、食べられないと思っていても、専門家の診察や検査を受ければ経口摂取の方法がみつかることもあります。実際に近年、胃瘻造設に先立ち嚥下造影や嚥下内視鏡による評価を行うことが推奨されており、これらを行ったかどうかが、胃瘻造設時の保険点数にも関与します。また、経鼻胃管の長期的な留置による苦痛が問題ならば、栄養剤を注入するときだけチューブを経口挿入する間欠的口腔食道経管栄養法（OE法）も選択肢です。経食道投与であれば栄養剤を10分ほどで投与できるため、食事以外の時間のQOLが保たれます。このように、**胃瘻よりも侵襲の少ない選択肢で乗り切れる可能性を、十分に探る**必要があります。

　逆に、胃瘻を造設しても、望む効果が得られないこともあります。重度の認知症や進行性の疾患がある場合には、栄養量が充足されてもQOLが改善するとは限りません。栄養療法により生命予後が延長することはありますが、唾液誤嚥や胃食道逆流による誤嚥のため、誤嚥性肺炎の頻度が減らず、苦痛を増やしてしまうかもしれません。嘔吐により重度の誤嚥性肺炎を生じることもあります。米国老年医学会ではChoosing wisely®のキャンペーンの一環として、進行期認知症患者に経管栄養を推奨しないという提言を出しています。日本では、75歳以上で胃瘻、経鼻胃管、中心静脈栄養を開始した症例では、2年以内の死亡率が胃瘻の群で有意に低かったことが示されました[3]。

　医学的には、内視鏡が行えない場合、胃壁が腹壁に近接できない（間に腸管や肝臓が位置する）場合、重度の出血傾向がある場合は禁忌です。全身状態や生命予後の観点からも客観的に評価します。

　重度の嚥下障害があるものの、全身状態が比較的保たれており、栄養が充足されれば訓練や生活がしやすくなる場合はよい適応です。胃瘻にすれば寝たきりになる、経口摂取ができない、閉鎖できないといった誤解が多いのも

現状です。胃瘻のほうが退院しやすくなる、嚥下機能に応じたものを経口摂取することもできる、もし嚥下機能が回復すれば閉鎖もできるなど、状況に応じて、**前向きな情報も伝えましょう**。

中心静脈ポートの考え方

　経口摂取が不十分で、消化管も使えない場合は、経静脈栄養を考えます。通常のCVカテーテルは頻繁な入れ替えが必要であり、そのたびに出血や気胸のリスクを伴います。長期留置による血流感染のリスクや、入院を余儀なくされることも難点です。より長期的に留置できるCVポートは、留置時に手術が必要ですが、以後は感染がなければ長期にわたり、在宅でも栄養療法が続けられます。PICC（末梢挿入型中心静脈カテーテル）も、在宅も含めて幅広く活用されています。通常のカテーテルより安全に挿入できて長期留置でき、ポートより侵襲が少なく、不要になれば抜去もしやすいのです。在宅での管理を検討している場合は、最善の選択肢を、**ケアマネジャー、在宅医や訪問看護師とも相談**をするとよいでしょう。

誤嚥防止術の考え方

　誤嚥防止術は、誤嚥を完全に防止する唯一の手段です。声帯や喉頭を閉鎖あるいは摘出し、口腔内から気道への流れを物理的に遮断します。何をしても改善しない重度の誤嚥で困っている場合に、救いの手となることがあります。苦しい痰絡みから解放されて呼吸が楽になり、肺炎を起こさなくなると、栄養療法の効果も出やすく、身体機能の改善も期待されます。頻繁な喀痰吸引が不要になり、自宅や施設へ帰ることや、場合によっては経口摂取も可能になります。

　しかし、基本的に不可逆的であり、生涯、声を失うことになります。患者さんにもともと備わる発声機能を、医療の手で絶つことの重みは計り知れません。声は大切なコミュニケーション手段であり、感情表出の手段です。後

天的に声を失って新たな方法を習得するのは、容易ではないでしょう。さらに、**誤嚥防止術が必ずしも経口摂取を可能にするわけではない**ことも、十分に共有する必要があります。食べられない理由が誤嚥だけであるならば、誤嚥防止術を行えば、安全に食べられるようになるでしょう。しかしほとんどの場合、基礎疾患に伴う食欲や口腔機能、咽頭収縮力、消化管機能などの低下も伴うため、誤嚥がなくなっても、十分に摂取できるとは限りません。患者さんの病態を包括的にとらえて、問題点を見極めましょう。

　術式によっては、術後の専門的なケアや訓練、気管カニューレの管理が前提とされるものもあります。厳しい訓練に患者さんが取り組めるかどうか、近隣の医療機関で専門的な訓練を行えるかどうかも、術式の選択において重要です。嚥下機能だけでなく、環境や患者さんの認知機能、意欲、全身状態を含めて総合的に判断します。

　手術が行われるのは、多職種や専門家による評価と話し合いの結果、やはり不可逆的で重度の誤嚥があり、薬物療法や訓練、代償法などのより侵襲の低い方法では改善が得られず、その患者さんに妥当と考えられる術式があり、なおかつ倫理カンファレンスで患者さんやご家族も含めた総意として誤嚥防止術を選択された場合です。

大前提は本人の意思

　こうした処置は、適応を満たしても、選択はあくまでも患者さん本人の意思次第です。患者さんが納得のいく意思決定を行えるよう、面談での説明はもちろん、日頃の支持的な関わりが大切です。誤嚥性肺炎の病状を説明する相手は、ご家族が中心になりがちです。病状が悪い入院時は、致し方ないこともありますが、主役である患者さんを抜きにして、意思決定は進められません。医療者は経過や検査所見を日々みていて、またこれまでみてきた患者さんや文献の情報も踏まえて、自然に状況を受け入れて選択肢を吟味します。しかし、患者さんは非常に断片的な情報から決断を迫られます。普段からこまめに状況を共有し、大切なことはとことん話し合いましょう。患者さんが

明確な意思表示をすることが難しくても、日頃みせる表情やこれまでの価値観、人生観から、患者さんが願うであろう選択ができるよう、チーム一丸となりましょう。

まとめA
月単位で十分な経口摂取ができない場合には胃瘻やCVポート、PICCも、よい選択肢となります。ただし、特に誤嚥防止術は不可逆的に声も失うため、専門家を交えて慎重に検討します。

（吉松）

[参考文献]

1) Taylor BE, et al. Guidelines for the provision and assessment of nutrition support therapy in the adult critically ill patient: Society of critical care medicine (SCCM) and American society for parenteral and enteral nutrition (A.S.P.E.N.). Crit Care Med. 2016; 44: 390-438.
2) 日本老年医学会．高齢者ケアの意思決定プロセスに関するガイドライン．人工的水分・栄養補給の導入を中心として．2012．
https://www.jpn-geriat-soc.or.jp/proposal/pdf/jgs_ahn_gl_2012.pdf
3) Tsugihashi Y, et al. Long-term prognosis of enteral feeding and parenteral nutrition in a population aged 75 years and older: A population-based cohort study. BMC Geriatrics. 2021; 21: 80.

酸素が切れないとき、どうしたらよいでしょうか

肺炎の治療期間が終わり、炎症反応も順調に下がっているのですが、SpO_2が低値で遷延し、酸素療法が終了できないために退院できません。どう対応するのがよいでしょうか。
（2年目研修医）

呼吸器内科医として、入院中の患者さんの酸素療法が終了できないと相談を受けることはままあります。酸素療法がやめられないということは、離床が進めにくい、退院できないなど、予後に大きく関わってきてしまいます。その原因と解決策について考えていきましょう。

SpO_2低下の原因を突き詰める

誤嚥性肺炎の治療経過中に遷延する呼吸不全の原因は、大きく三つに分けて考えます。

① 誤嚥を繰り返している
② 誤嚥性肺炎以外に呼吸不全の原因がある
③ もともとあった慢性呼吸不全が顕在化している

まずはSpO_2低下が一時的なもの（食後のみ、仰臥位のみ、夜間のみ、労作時のみなど）なのか、一日中なのかを確認します。肺病変が原因のときはやはり低酸素血症が一時的ではなく一日中であることが多いでしょう。

〚 ① 誤嚥を繰り返している 〛

　誤嚥性肺炎の治療上では最も頻繁に起こりうることです。SpO₂低下がどのような状況で起きているかを確認しましょう。口腔ケアや食事に関連して、酸素化の低下、喘鳴、喀痰の増加、微熱が出るなどの症状がみられないかに注目します。また、補液量が多いと溢水（肺水腫）の状況となり、気道分泌物の量が増えることでSpO₂が下がる場合もあるので注意しましょう。

〚 ② 誤嚥性肺炎以外に急性呼吸不全の原因がある。
　　例：胸水貯留、気胸、肺水腫（心不全・ARDS）、気管支喘息発作、
　　　　COPD増悪、無気肺 〛

　治療経過中にSpO₂低下が遷延する場合には改めて画像評価を行うことで、入院時になかった胸水貯留、気胸、肺水腫などが明らかになることがあります。また呼吸音で喘鳴が聞こえる場合には心不全、気管支喘息発作、COPD増悪などが考えられます。①とも重複しますが、誤嚥や喀痰により無気肺を起こしていることも多いです。原因に応じた治療を行うことで酸素投与が必要ない状況を目指すことができるでしょう。

〚 ③ もともとあった慢性呼吸不全が顕在化している。
　　例：COPD、間質性肺炎、結核後遺症、睡眠時無呼吸症候群、
　　　　肺高血圧症、肥満低換気症候群など 〛

　誤嚥性肺炎をきっかけに24時間SpO₂モニタリングを行った結果、肺炎が改善した後も、SpO₂が低い状況が続くことがあります。このパターンでは自覚症状が乏しいことも多いです。胸部CTや呼吸機能検査を検討しましょう。また、このパターンでの呼吸不全は肺炎になる前からあった可能性もあり、治療介入によりSpO₂が上昇することを見込めないことがあります。

酸素療法の功罪

　① 誤嚥を繰り返している場合や、② 誤嚥性肺炎以外に（急性）呼吸不全の

原因がある場合は、その点を改善する方策を考えます。③ もともとあった慢性呼吸不全が顕在化している場合には、すぐにSpO₂を上昇させることは困難で、転院もしくは在宅酸素療法の導入となることもあります。

ただ、ここで考えていただきたいのが酸素投与を行い、SpO₂を維持するのが何のためであるかということです。もちろんSpO₂が低下することは呼吸不全を意味し、慢性的に低下することは心肺への負荷も大きくなります。

しかし酸素投与を続けるということは、今後の人生を大きく変えることです。動くときに酸素が必要と決められてしまうと、外出する意欲やADLの自立度が低下し、ひいては呼吸筋も衰えてしまい、呼吸不全が増悪し、寝たきりとなってしまうリスクもあります。

看護師、リハビリテーションチームは主治医が設定したSpO₂下限値をもとに酸素投与を決めることが多いと思います。SpO₂低下が慢性呼吸不全によるものと考えた際には、SpO₂が低下するタイミングや、どの程度低下するかを患者さんのもとで実際に確認し、そのときの患者さんの呼吸困難症状も踏まえて、SpO₂下限の目標を設定しなおすことを考えてください。

酸素投与で呼吸困難症状が緩和される場合には、もちろん有用です。本人の希望や症状によって酸素投与のメリット・デメリットも考慮したうえでSpO₂目標設定や、酸素投与を継続するかどうかを決定しましょう。

> SpO₂低下の原因について、誤嚥を繰り返している以外に別疾患の合併がないかは頭においておくようにしましょう。また慢性呼吸不全に対して継続した酸素投与が必要かどうかは、今後の人生を左右する大きな決断となるので慎重に検討していきましょう。

（山入）

職種間のズレは、どうすればよい？

同じ誤嚥性肺炎でも、治って元気に帰っていく患者さんもいれば、どんどん弱っていく患者さんもいて、医師や言語聴覚士の方針も患者さんによって異なるので戸惑います。どうすれば関わりやすくなるでしょうか。（理学療法士）

　誤嚥性肺炎と言っても、原因や辿る経過が様々で、診断名だけでは予後や方針が決まりません。患者さんを診る際に、ある一点でとらえるのではなく、「病（やまい）の軌跡」を意識できると、診療がずっと円滑に進められます。

誤嚥性肺炎の診療で感じやすいズレとその原因

　誤嚥性肺炎の診療をしていると、職種間、あるいは患者さんやご家族との間で生じる解釈の乖離から、なんとなく診療がかみ合わないもどかしさを感じることがよくあります。例えば、医療従事者から見れば年齢や種々の併存症から判断して若年者の肺炎のように回復するとは思えなくとも、患者さんの「これまでどこも悪いところがなかったのに、こんなに急に弱ってしまうなんて……」と嘆く姿に戸惑うことがあります。あるいは、治療方針をご家族と相談している際に、「元気になるまでリハビリをしてください」「コレステロールの薬はやめないでください」などと言われて、目の前の患者さんの状況とご家族の目指すものとの乖離に、診療のしづらさを感じることがあります。逆に、「誤嚥なのに内視鏡をするのか」、「誤嚥なのにDNRじゃないんですか」と、スタッフ間で意向にズレが生じることがあります。この原因は、

各自が特定の病期を想像していることが一因です。

誤嚥性肺炎の「病の軌跡」（illness trajectory）を描く

　誤嚥性肺炎を初めて発症する患者さんは、身体機能が比較的保たれていて、肺炎から回復後も発症前に近い状態まで回復する方が多いです。しかし、基礎疾患の進行や加齢に伴い機能が低下し、誤嚥性肺炎を再発すると、元の状態には回復しづらくなります。さらに肺炎を繰り返すなかで、機能は徐々に低下し、終末期を迎えます。こうした疾患特有の機能の上下の経時的な変化を可視化したものを、「病（やまい）の軌跡（illness trajectory）」と呼びます。筆者が作成した誤嚥性肺炎の軌跡を図に示します（**図7**）。

図7 誤嚥性肺炎の「病の軌跡」
（吉松由貴『対話で変わる誤嚥性肺炎診療 —患者さんの歩みを支える一言—』日経メディカルより作成）

病期をチームで共有する

　誤嚥性肺炎の患者さんを担当する際に、病の軌跡と患者さんの現在地を想定すると、適切な介入がわかりやすくなります。また、これを院内のカンファレンスで他職種に示すとチームとしての介入方法が見えてきます。退院前カ

ンファレンスでも、酸素投与量など現在のことをただ伝えるだけでなく、ケアマネージャーやかかりつけ医に病の軌跡を示すことこそ大事になります。患者さんやご家族へ病状を伝える際にもこの図を描き、現在地と歩みうる道筋を示すと、状況が理解されやすくなるのを経験します（**Q45**、p.167へ）。

病期にふさわしい診療を心がける

　同じ誤嚥性肺炎でも、病期によって診療の目的は異なります。例えば初めて誤嚥性肺炎を生じた元気な患者さん（早期）では、肺炎や誤嚥の原因を特定し、積極的な治療と徹底的な予防を目指します。一方で、肺炎を繰り返したり原疾患が進行してきた「中期」では、原因の根治や身体機能の向上は難しくなるものの、病気とうまく付き合い、暮らしを維持していくことが大切になります。さらに終末期になると、様々な精査や介入が適さなくなり、状態の維持や肺炎の予防は難しくなってきます。ご本人らしく生きられるように、制限はなるべく控え、苦痛に早く気づいて症状を緩和し、介護者の負担も軽減できればと思って診療にあたっています。

誤嚥性肺炎の「病の軌跡」を想定し、目の前の患者さんがどの病期にいるのかを職種間や地域のスタッフと共有できると、目指す方向性や適切な介入方法が自ずと見えてきます。患者さんへの病状説明にも有用です。

（吉松）

［参考文献］
1）　吉松由貴『対話で変わる誤嚥性肺炎診療 ―患者さんの歩みを支える一言―』日経メディカル

入院中の面談で気を付けることは？

誤嚥性肺炎の治療中や退院時に面談するとき、伝えることが多くて、まとまりません。重点を置くところや、気を付けることはありますか？

（3年目消化器内科専攻医）

　誤嚥性肺炎は、患者さん本人はもちろん、ご家族や介護者にも長期的に関わっていただく疾患です。病状をよく理解してもらい、今後受ける医療についての希望を話してもらう必要があります。入院中にできるだけ、丁寧にコミュニケーションをとるようにしましょう。

段階を踏んで

　入院初期の面談では、入院前の患者さんの状況について情報共有を目指しましょう。病歴聴取の項（**Q13**、p.38へ）で触れたように直近の症状変化だけではなく、今までの生活・食事の状況を含めて把握できるようにします。また、現在の介護保険やサポートの状況もあわせて確認しましょう。そして、こちらからは現在の患者さんの病状から、誤嚥性肺炎とはどういう疾患かについて説明しましょう。

　入院中期には誤嚥性肺炎の治療経過を共有しましょう。改善傾向である場合は退院の目途とともに退院後に必要な環境調整も進めていきます。逆に改善が乏しい場合や、再発を起こしているような状況であれば、その状況説明とともに、状態悪化時の対応についてや、自宅や施設への退院が難しい可能

性をお伝えすることも必要です。

　入院後期（退院前）には、主に退院後に行ってほしいこと、注意してほしいことなどについてお話しします。入院中に行った評価や今後の対策を説明します。退院して自宅に戻る場合には、入院中の食事場面に実際に同席して、食事内容や食事時の姿勢など、習得してもらうことも相談します。退院後のワクチン接種や悪化時の対応についても、説明が必要です。熱心なご家族に予防策を伝えたあと、肺炎が再発してしまうと「自分のせいだ」あるいは「介護者のせいだ」と誤解されることがあります。再発するときは、どうしても再発してしまいます。「なるべく再発を減らす方法です」と前置きして、予防策を伝えるようにします。

退院後の生き方を考える

　入院中の面談においては、大きな流れとして退院後の生き方についても話をしていくことが大切です。生き方には、私たちが焦点を当てがちな医療も含みますが、加えて、**食べること、生活する場所、大切にしたいことも含めた、全人的なとらえ方**が重要になります。

　医療においては、退院後に再度、状態が悪化したときにどう対応したいかを具体的に話していきましょう。心肺停止時に心肺蘇生術（胸骨圧迫・気管挿管）を行うかどうか、いわゆるDNARの相談は必要ですが、併せて、呼吸不全が重篤となった際に気管挿管・人工呼吸管理を行うかどうかも確認するようにしましょう。食事が難しくなってしまったときに胃瘻栄養を希望するか（Q42，p.156へ）や、なるべく在宅医療を目指すのかもしくは施設入所などを考えていくのか、など大きな決定に関わることは、まだそういう状況となる前段階から話をしておくことで、状態悪化時の意思決定につながります。また、より終末期と考えられる経過のときには、次に肺炎を生じた場合に、静脈点滴を行わない、抗菌薬投与を行わないなどの対応について話すことも考えます。

　ただし、こういった一つ一つの医療行為について、今後受けたいかどうか

をただチェックしていくのではなく、患者さんご本人の人生観をとらえて、それに沿うのはどういった医療になるのかを多職種で検討するようにします。**退院後の人生において大事にしていること、楽しみにしていること**にも触れていくようにしましょう。医療における介入や意思決定というのは、患者さんの人生を大きく変えてしまうこともあります。医療者側から一方的に説明・意思決定を求めてしまうと、患者さんやご家族は考えを話しにくくなることもあります。医療者側から積極的に声をかけ、抱えている希望や悩み、不安を拾い上げていくことが必要です。

　誤嚥性肺炎での入院をきっかけにして、ご本人とご家族が決めた生き方をなるべくサポートする形で、一緒に考えていくことができたら理想的ですね。

まとめ
誤嚥性肺炎の入院は、今後の生き方を、患者さん本人やご家族と考えていく第一歩です。その機会を活かして、今後へつながる対話をしましょう。

（山入）

第4章 退院に向けて（退院支援・地域連携編）

「入院の目的は退院すること」ともいわれます。自宅や施設へ帰れるのか、転院が必要なのか。簡単ではないこの判断を、日頃どのように下しているでしょうか。急性期病院での病棟業務をしているだけではなかなかみえてこない慢性期病棟、診療所、訪問看護、介護者の視点も、退院を考えるうえで重要です。退院や訪問診療といった決定事項を伝達するだけでなく、これらを決めていく過程でも、適切な情報共有と相談ができれば、より患者さんやご家族の望む、安心した生活へつなげられることでしょう。

退院がみえてきたら、しておきたいこと

	チェックリスト	関連項目
退院先の決定	□退院先を決める	**Q46**, Q47
	□面談	**Q46**, **Q47**, Q49
地域連携	□転院先との連携	**Q47**, Q48
	□診療情報提供書	**Q48**
	□退院前カンファレンス	**Q49**, Q50
	□退院時指導	**Q49**, Q50, **Q52**
	□介護サービス	**Q50**
	□外来診療、かかりつけ医	**Q51**
再発予防	□嚥下評価、訓練	**Q52**
	□ワクチン	**Q53**, **Q54**

退院か、転院か？

誤嚥性肺炎の患者さんが退院したがっても、体力や認知機能が低下してしまって、連れて帰れないとご家族にいわれることがあります。退院か転院かは、何を基準に決めるのですか。

（3年目総合内科専攻医）

　肺炎が治っても、もとの生活に戻れないのが、誤嚥性肺炎の悩ましいところです。身体的な要素はもちろんのこと、患者さんの希望、ご家族の意向、その地域の医療・介護の状況も考慮する必要があります。

転院先をもっと知ろう

　転院の話を持ち出すときには、**提示できる選択肢をよく知っておく**必要があります。「家に帰れるように転院してリハビリをしましょう」という言葉をよく耳にしますが、それはどこへの転院を想定しているのでしょうか。

　肺炎治療後の転院は、療養型病床になることが多いです。リハビリは週に数回となり、看護師の人数も急性期の半数以下になるため、誤嚥のリスクが高い患者さんに無理をして食べさせるのは難しくなります。臥床時間が増え、身体機能がさらに低下するかもしれません。無理のない範囲でリハビリをしながら、自宅へ帰れるか、施設入所かを検討することになるでしょう。

　一方、地域包括ケア病床は、急性期の治療を終えた患者さんの退院を支援するために、リハビリや各種調整を積極的に行うことを目的としています。60日以内に自宅や施設へ退院することが義務付けられており、リハビリの単

位数も必然的に多くなります。自宅退院が確実な患者さんには最適です。

　回復期リハビリテーション病棟は、さらに積極的なリハビリを行いたい術後や脳卒中後の患者さんには適しています。中には初回の誤嚥性肺炎であれば受け入れてもらえることもあるので、ソーシャルワーカーに相談しましょう。一方、体力が低下した高齢の患者さんには、かえって負担になります。リハビリの単位数だけで比較して、より頻度の多い回復期病棟を希望されるご家族によく出会いますが、リハビリは誰にでも行えばよいというわけではなく、弱ってきて十分な栄養量を摂取できない状況下では過剰なリハビリは悪影響です。「まるで1日中、体育の授業が続くような形です。お父さまの今の体力ではかえって負担かもしれません」とお伝えすることもあります。

　誤嚥性肺炎は繰り返す疾患であることを考えると、（リハビリのために遠くの回復期病院へ転院するよりは）その後も肺炎やレスパイトなどで頼りにできる地域の病院とのつながりを大切にすることも重要です。慢性期病床では退院後も在宅支援や外来、救急の対応をしてもらえます。こうした病院と繋がりがもてると、家で介護をしていくことに不安を抱えるご家族にも安心ですね。

　転院であればどこも輸液、吸引などの医療行為は行えますが、目標やリハビリの内容が変わってきます。患者さんにとっての最善をよく考えることで転院してからの困惑を避けることにつながります。地域の医療資源をできるだけ適切に活用するためにも、**ソーシャルワーカーともよく相談**しましょう。

退院先をもっと知ろう

　退院の場合は、医療行為が限定されるのは想像できると思います。しかし、中でも忘れやすいのは、**吸引**です。患者さんが1日に何回吸引を要しているか、把握していますか。それは必要不可欠な吸引ですか、あるいは自己排痰でも喀出できるのでしょうか。退院して自宅に戻れば（吸引器を準備し、ご家族に吸引指導をするか、日に何度も訪問看護師を依頼しない限りは）、吸引はできません。施設でも吸引をできるところは限られています。できたとしても看護師がいる日中のみ、食後の定期的な吸引のみというところがほとんどです。退院が

みえてきたら、吸引の必要性を見極めるために、吸引した時間とそのときの状況の記録を看護師に依頼し、吸引を極力控えていくようにします。また、痰自体を減らせるように、口腔ケアの強化や去痰薬の使用を考え（**Q25**, p.85 へ）、呼吸リハビリでの排痰訓練をPTに相談しましょう（**Q26**, p.90へ）。

酸素投与が必要なら、在宅酸素療法の手配や指導が必要です。施設でも、酸素に関しては患者さんの自己管理を求められることがあるため、早めに施設に確認し、一連の動作を一人ですべて行えるかを検討します。また、日頃看護師が何気なくやっている食事時のポジショニング、食事介助、とろみ水の準備、口腔ケア、おむつ交換、ポータブルトイレの処理、体位変換、褥瘡の処置、移乗動作などは、施設やご家族で対応できるでしょうか。

さらに、入院中に安全に摂取できている食形態を退院後も継続することは重要です。最近では施設もいろいろな食形態に対応しており、宅配食や市販品も増えてきています。ただ、病院で提供しているものと全く同じとは限らないため、事前に確認しましょう。例えば「やわらか食」が施設では提供できない場合には、軟菜食を食べられるかどうかを入院中から試し、訓練をするか、あるいはミキサー食にレベルを落とすかなど検討します。ご家族に調理してもらう場合には、指導にも時間が必要です（**Q49**, p.182へ）。

最も大切にしたい、患者さんの希望

そもそも患者さん本人は、どうしたいと思っているのでしょうか。家に帰りたいといわれる方が多いですが、その真意を聞くことが大切です。どのような形でもいいから家に帰りたいと思っているのであれば、介護者の理解が得られれば、自宅退院に向けて必要な介護用品や訪問看護などを手配することも一つです。しかし、患者さんによっては「家に帰れば元通り歩いたり、形のある食事をとれたりできるようになる」と信じている方も多いものです。実際に自宅に帰ることが原動力となり、リハビリにより熱心に取り組めたり、退院後に見違えるほど元気になられる方もいます。一方で、退院後もやはり歩行や食事がままならず、看護師が訪問する生活となれば、気分を害してし

まうかもしれません。また、孫に会いたい、テレビがゆっくり見たいなどといったことであれば、施設や慢性期病床でも叶えられるかもしれません。家に帰りたいかどうかだけではなく、帰ってどのようなことをしたいのか、じっくり聞いてみましょう。

ないがしろにしたくない、ご家族の意向

患者さんが自宅退院を希望して医療者側も可能と判断し、ご家族の気持ちが置いていかれてしまうことがあります。時に患者さんには伝えにくい想いを抱えていることもあるため、ご家族の気持ちをじっくり伺う場を設けましょう。食事介助や身の回りの介護は病院で少しずつ指導もできます。外泊をして慣れていくのもよいでしょう。また、退院後も訪問看護師に相談できるということをお伝えすると安心されることがあります。病棟の看護師や理学療法士、言語聴覚士、栄養士とも協力し、ご家族を全力でサポートしましょう。準備に時間をかけたほうがよさそうであれば、転院というワンクッションを挟むことも選択肢です。

いずれにせよ退院や転院は、主治医が決めることではなく、多職種と患者さん、ご家族とで話し合いながら答えが自然とみえてくるものという気がしています。

退院がみえてきたら、早めにソーシャルワーカーと相談します。このとき、吸引や酸素、食事、排泄、リハビリの状況などを把握しておき、患者さんやご家族の意向を伺いながら検討しましょう。

（吉松）

転院が不安といわれたら？

誤嚥性肺炎の治療後は転院することも多いですが、転院時に注意したほうがよいことはありますか？　本人やご家族から、転院するのが不安だといわれることがありますが、どのように対応すればよいでしょうか。

（4年目呼吸器内科専攻医）

　急性期病院では、入院期間の短縮が求められており、退院できない場合には転院を急ぐ気持ちがあります。しかし、転院は本来、病院側の事情ではなく、患者さんのためであるはずです。急性期病院の役割をきちんと果たし、密な情報共有を行い、そしてそれを伝えることが安心につながります。

急性期病院としての役割を果たす

　まず、自院でしかできないことや、他院でも継続できること、他院でこそできることなど、病院間の違いを意識してみましょう。急性期病院の役割は、誤嚥性肺炎の**急性期治療をしっかりと方向づける**ことです。検査結果を踏まえた抗菌薬の選択や投与期間の検討、誤嚥の原因精査も、人的資源・検査機器が充実している急性期病院で担います（**Q14**, p.42へ）。さらに、意思決定支援も、専門家がそろう急性期病院である程度進めておきたいことです。

　逆に、抗菌薬治療や酸素投与、肺炎再燃時の対応は、慢性期病院でも十分に担えます。さらに、食形態やリハビリ、社会的側面を、**時間をかけて調整し、地域のスタッフと密に連携できる**のは、慢性期病院の強みです。

　まずはこれを理解し、**急性期病院での役割を十分果たし、それを具体的に**

説明できることが、転院への不安に対応する前提条件になります。

不安の原因を探る

転院について説明するときは、前向きな意味合いで行うようにしましょう。急性期病院としての役割を十分行っていること、情報や方針は転院先と共有することをお伝えします。そして、現在の病状は安定期であり、食事などの生活面の調整や継続したリハビリテーションが必要なことを説明しましょう。

丁寧に説明しても、転院に対して拒否的な気持ちを伝えられることもあります。その気持ちにはまずしっかり耳を傾けることが重要です。そして、**転院への不安がどこから生まれてくるのか**を聞き出すようにしましょう。

不安の原因が、ご家族の経験や伝聞による誤った情報によることも経験します。必要な治療が行われることや、転院先で対応困難な病態のときは再度受診・転院を相談できることもお伝えします。また、自宅に帰ることができなくなるのではという不安の場合は、改めて本当に退院ではなく転院が必要かどうかについて話し合うきっかけになります。

転院調整では、うまくコミュニケーションをとれずに苦戦してしまうこともあります。主治医・看護師・ソーシャルワーカーが協力し、できれば同席している状況で、今後の療養先についてお話ししていくようにしましょう。

誤嚥性肺炎の治療は長期戦です。急性期病院での役割を果たしたうえで、転院先を含めた地域全体で治療を継続できるよう、適切な情報共有を心がけましょう。

（山入）

診療情報提供書の書き方は？

誤嚥性肺炎の患者さんは経過が複雑で、診療情報提供書をうまく書けません。いつも指導医に大幅に修正されてしまいます。嚥下に関して、どのように書くとよいのでしょうか。

（3年目内科専攻医）

誤嚥性肺炎の診療は、急性期病院で完結するものではありません。主治医のバトンを地域の医療機関へしっかりつなぐために、診療情報提供書や退院前カンファレンスの質が問われます。地域連携の要点を押さえましょう。

多職種の読み手を想定する

私たちが書く診療情報提供書は、多職種が情報源にしています。転院の受け入れを初めに検討する事務員や、病床を準備する看護師、リハビリ計画を立てる療法士、生活全般を支えるケアマネージャー、看護計画を立てる訪問看護師や介護士、薬物療法を再考する薬剤師など、医師以外にも多くの職種が読むことになります。院内で働く私たちは、地域への想像を働かせ、英語や略語は使わずに分かりやすく記載するなどといった配慮が必須です。これは筆者が日々のカルテの記載においても気を付けていることですが、診療情報提供書ではなおさら重要です。

また、日々の検査所見や輸液の調整など、こちらが苦労したことを詳細に書きがちです。しかし、退院後に診療する側の立場に立つと、CRP値の推移、せん妄時の言動や薬物調整は、必須の情報ではありません。誤嚥性肺炎の診

療情報提供書には書きたい内容が多いため、**優先度の低いことは省く**のも、忙しい診療の合間に読んでくださる先方に対しての配慮となります。よかれと思って書いたことが、重要なことを読み飛ばしてしまう原因になっていないでしょうか。診療情報提供書を書き終わったら、相手の視点で（外来や訪問診療で診療していくことを想定して）読み直してみてください。

書き忘れやすい、大切なこと

　入院中の経過で意外と書き忘れやすいのは、カルテのSOAPでいう「**A：Assessment**」です。例えば、「発熱と咳のため受診し（S）、白血球増多と右下肺野の浸潤影を認め（O）、セフトリアキソンで治療しました（P）」のような記載をよくみかけます。自分で診療を行ってきた主治医はすでによく理解している経過ですが、文字で情報を得る相手にとっては、診断名や、なぜその診断を考え、なぜその治療を選択したのか、の情報も必要です。次のように太字部分を追記するとよいかもしれません。

> 発熱と咳のため受診し、白血球増多と右下肺野の浸潤影を認め、**口腔内が不衛生で、排痰も難しい状況から、誤嚥性肺炎と診断しました。耐性菌のリスクは有さず、少ない点滴回数でせん妄を回避すべく、**セフトリアキソンで治療しました。

　次に抜け落ちやすいのが、リハビリや栄養、口腔ケアなどの**非薬物治療**です。医師が直接行うわけではなくても、退院後の生活に大きく関わることです。他職種にも相談し、何に重点を置いて診療したのかを記載しましょう。さらに、入院後は誤嚥の原因となる薬物を減量・中止したり、新たな薬剤を導入したりします。理由とともに明確に伝えないと、退院後に再び、もとの処方に戻ってしまいます。筆者は、文中に書くとともに、末尾の退院時処方欄に下記のように記載することで、一目でわかるよう心がけています。

【中止】（再開は慎重にご検討ください）
・ドグマチール50mg 3錠分3（パーキンソニズムのため）
【新規導入】（貴院で処方の継続をお願いします）
・半夏厚朴湯2.5g 3包分3 毎食前（誤嚥予防のため）
【継続】（貴院で引き続き処方をお願いします）
・バイアスピリン1錠分1 朝食後

　さらに、最も書き忘れやすいのが**面談や生活面**です。病状説明の内容や患者さん・ご家族の理解度、介護への協力体制、今後の生活や治療への意向などは、主治医を引き受ける側にとって重要です。転院する際には、その目的や、転院後の方向性に関して現段階での考えも、記載します。

誤嚥性肺炎の診療情報提供書チェックリスト

　情報提供の難しさは誤嚥性肺炎だけではありません。高齢者の診療の場が変わるとき、多くの重要な情報が抜け落ちてしまうため、便利なチェックリストがあります[1]。これをもとに筆者が作成した誤嚥性肺炎版（**表12**）もご活用ください。

まとめ

誤嚥性肺炎の診療情報提供書や退院前カンファレンスでは、診断やその根拠、薬物調整、非薬物治療、社会生活面に関して伝えることも重要です。多職種が読むことを想定し、チェックリストも活用してください。

（吉松）

表12 誤嚥性肺炎の診療情報提供書に記載することチェックリスト

	記載すること	注意点
診療の経過	受診契機	患者、家族の病識が伝わるように
	診察・検査所見	重要なものに絞る（データを添付）
	診断名	誤嚥性肺炎かどうか、誤嚥の原因も
	簡単な経過	退院後の診療に影響することに絞る
嚥下機能	評価の結果	できれば画像も添付
	障害の原因	原因に対する対処法も
	訓練内容	特に退院後も継続すること
	予後	機能が改善／増悪する見通し
食事	食形態、理由	学会分類で記載（主食、副食ともに）
	水分の形態	とろみの有無、程度
	摂取方法	体幹角度、介助の有無、注意点
	退院後の調整	食事形態の上げ下げの目安、注意点
退院時の状況	身体機能	歩行、排泄、保清などの日常生活動作
	認知機能	せん妄、問題行動、その対処法も
処方	退院時処方	剤形、用法、用量も
	薬剤変更、理由	増量、減量、導入、中止したものと理由
社会的状況	退院先、理由	転院の場合はその次の方向性
	介護保険、障害者手帳	申請状況、区分、利用するサービス
意思決定支援	患者の理解度	病状説明とその受け止め方
	家族の理解度	家族構成、関係性、住んでいる地域も
	患者、家族の意向	非経口栄養や病状悪化時の対応など
	介入の依頼	意思決定ができていない場合など
退院後の受診	受診予定先	目的、受診日
	ワクチン	接種状況、退院後の接種の必要性
	想定される症状	対処法、紹介や入院の目安

[参考文献]

1) Halasyamani L, et al. Transition of care for hospitalized elderly patients — development of a discharge checklist for hospitalists. J Hosp Med. 2006; 1: 354-360.

退院時の食事指導は？

退院時に、とろみ水や嚥下食について、どうやって指導をしたらよいでしょうか。糖尿病などと違って、決まった指導方法や資料もなく、説明の仕方がわかりません。

（6年目在宅医）

　誤嚥性肺炎の患者さんへの食事指導は、糖尿病や腎疾患ほど定まっておらず、指導する相手がご高齢のことも多く、何かと難しいですね。伝えたいことはたくさんあっても、一度に覚えられることは限られています。**継続性の期待できる実用的な指導**を心がけましょう。

指導内容には優先順位をつけて、柔軟に組み立てる

　誤嚥性肺炎の患者さんが退院するとき、口腔ケアやリハビリなど、続けざまに指導がなされます。医師からの指導内容が例えば2つだけであっても、看護師や言語聴覚士、理学療法士、薬剤師、管理栄養士、歯科衛生士からもそれぞれ指導があり、結果的に対処しきれない分量の指導がなされていないでしょうか。食事の指導は重要ですが、聞き慣れない細かい情報で介護者の気が滅入らないよう配慮が必要です。制限が多いと患者さんも嫌になってしまい、大事なことを守れなくなります。重要なことが印象に残るよう、要点を絞りましょう。

　誤嚥や窒息のリスクが高い場合には、生命に直結するため、これらをどのように防ぐかが最も重要です。危険性の高い食材を避け、必要に応じて水分

にとろみをつけることも指導します。一方、嚥下の安全性は保たれているものの、咀嚼が困難、残留が多い、食事時間が長くて疲労しやすいなど、**食の効率性**が悪い場合は、対応が異なります。咀嚼を要さず嚥下しやすい食形態や調理法、分割食、少量でも栄養価の高い食品選びに的を絞ります。

　こうして**課題とその優先順位を明らかにする**ことが、指導の第一歩です。指導を他職種に依頼する際、何に重点を置くのか、退院後はどのような生活になるのかも伝えます。指導は多職種が関わるため、誰がどの指導を担当するのかを早めに確認しましょう。また、医療者側が一方的に指導するより、患者さんやご家族と話し合う中で、取り入れやすいことや、できそうにないことを見極め、**指導内容を一緒に組み立てていけると、理想的**です。

入院中の指導のひと工夫

　主介護者だけでなく、他のご家族がいる場合は一緒に聞いてもらうようにします。一人では覚えきれなくても、退院後に相談できる家族がいると心強いものです。また、「家にあるこの調理器具を活用できそう」、「土日は私が手伝おう」、「調理を無理せず、孫に宅配食をインターネットで注文してもらおう」などと、介護負担が偏らないような対策も生まれやすくなります。さらに、退院後に関わる医療・介護職にも同席してもらうと、なお安心です。ケアマネージャーや訪問看護師は嚥下食にも馴染みがあるため、対応策が浮かびやすく、退院後も継続して支援をしてくれることでしょう。筆者は、退院が決まれば、栄養指導の日時も含めてケアマネージャーと相談しています。同席が難しくても、指導に用いた資料を共有します。

　指導内容が理解しやすくなるよう、その場で記載することもありますが、食品業者や製薬会社が作成している資料はわかりやすくまとめてあるので、取り寄せておくと便利です。また、実際に調理をしてもらうと理解度が格段に上がります。とろみ水はその場で作ってもらい、混ぜ方や濃度調整、ダマを作らないようにする工夫を経験してもらいます。食事は自宅で作って持参してもらい、適切かどうか確認し、実用的な工夫を伝えやすくなります。

退院後につながっていく指導の工夫

　入院中の指導がすべてではありません。退院後にも繰り返し確認し、入院中に伝えられなかったことの追加指導、生活の中での実践的な関わり、退院後に浮かび上がった問題への対応、体調の変化に応じた修正も大切です。

　もし同じ病院の外来へ通院するなら、通院時に合わせて、栄養指導をしてもらうとよいでしょう。地域の医療機関や訪問管理栄養士、訪問言語聴覚士などに引き継げるかをケアマネージャーやかかりつけ医に相談するのもよいでしょう。また、入院中に担当した言語聴覚士や看護師が自宅を訪問する「退院時訪問」という方法もあります。口頭で指導しても伝わりづらいことも、自宅の台所でご家族に実際に調理してもらいながら食材の切り方や水分量の微調整を実践すると、生活に即しており継続性が期待できます。退院時訪問は、理学療法士が自宅内での動作を確認したり、看護師が在宅酸素療法の指導をしたりしている印象ですが、嚥下の分野でも大変有用です。訪問の際にケアマネージャーや訪問看護師にも同席してもらうと、さらに効果的な情報共有が行えます。

市販品の活用

　嚥下食は素材から作る必要はありません。市販の介護用食品も活用できます。宅配食は便利ですが、金銭的な負担になるため、例えばお粥は家で作っておかずは宅配食を利用する、冷凍のおかずをまとめて注文する、レトルト食品をまとめて購入するなど臨機応変に対応します。ドラッグストアやインターネットでも購入できますが、カタログだと1冊で多数のメーカーの似た製品を比較でき、ネット通販に慣れていない方にも親しみやすいです。介護者の対応が難しい場合はケアマネージャーが手配してくれることもあります。

　また、とろみ粉ではなく似たような性質をもつ食品を用いると、味わいも保たれて継続しやすくなります。例えばマヨネーズや油分の多いドレッシングで和えると、食材がまとまりやすく、摂取カロリーも増やせます。練りご

ま、味噌、山芋とろろ、きざみオクラ、納豆なども、自然な粘り気で食塊がまとまりやすくなります。ホワイトソース、あんかけ、卵かけご飯も喉ごしをよくして、栄養も摂取できる方法です。負担を増やすことなく美味しく安全な食事が続けられるような指導を考えましょう。

まとめ

指導内容の優先度を多職種で共有し、担当者と指導相手を検討します。ケアマネージャーや訪問看護師とも退院前から連携し、指導内容が実生活でも継続的できるよう工夫します。

（吉松）

地域へバトンをつなぐ、退院前ST訪問

退院時に指導をしても、すべて伝えきれず、また退院後に守られないことも多く、もどかしい思いをしていませんか。病院としてできることの一つが、退院前訪問です。通常は理学療法士が利用することの多いこの制度で、言語聴覚士（ST）とともに患者さんの自宅を訪問しました。すると患者さんが病院ではみせない、一家の主のお顔で出迎えてくれました。奥さまにミキサー粥を作っていただき、緩すぎたときのとろみ粉を用いた微調整も体験してもらいました。ご自宅にある椅子から、この方のポジショニングに最適なものを選んで背もたれを調節し、奥さまが座る椅子とともに食卓に配置し食事介助も練習してもらいました。同席したご親族やケアマネージャー、訪問看護師、デイケアの職員から質問も飛び交い、みんなで生活を支えようという熱気が溢れていました。地域へとバトンをつなげたことを、最も実感できた瞬間でもありました。（吉松）

受診の目安や、地域との連携は？

退院後、どのようなときに受診したらよいかを、ご家族やケアマネージャーに聞かれます。訪問看護師との住み分けも難しいです。どんな目安を伝えるとよいでしょうか。
（6年目呼吸器内科医）

　誤嚥性肺炎が再発しても、症状や重症度は様々ですので、基準を簡潔に提示するのは難しいですね。ただ、介護する側は目安があるほうが対応しやすいため、退院後のお世話をお願いする側として、きちんとお伝えするよう心得ましょう。

訪問看護師を、大いに頼ろう

　自宅に帰る場合には、訪問看護の導入を検討しましょう。特に入院前より体力が低下し、食事や入浴の仕方に変化がある場合は、訪問看護の必要性が高まります。専門家の目で体調を定期的にみてもらうと、変化を早めに発見して対処できるほか、ご家族の安心にもつながります。院内とは環境も変わるため、食事内容や摂取方法、日常生活動作や内服管理の工夫なども助言してもらえて安心です。しかし、せっかく退院を目指して前向きなときに、医療従事者が自宅に来るのは受け入れがたいと感じる患者さんも少なくありません。不要と感じたら中止はできるということを伝えたうえで、筆者は、退院時はひとまず導入させてもらうよう患者さんに相談しています。「奥さんが、ちゃんと介護できるかしらと不安そうなので、奥さんの安心のために手

配させてください」と、ご家族のためであることを伝えると、受け入れてもらえることもあります。

　訪問看護が介入している場合、体調の変化があったときには、まず訪問看護師に連絡してもらいます。症状に合わせて連絡先が異なると患者さんやご家族が混乱することがあります。慌てて病院を受診しても異常がなくて帰宅することとなり、かえって疲れが出てしまう方もみかけます。最初に訪問看護師に相談してもらうと、普段から患者さんの様子を知っている相手が電話口で相談に乗り、訪問で状態も確認できるので、患者さんの負担も少なくて済みます。例えば食事がとれないことを心配したご家族から電話があった場合、自宅で食事内容を工夫して様子をみるのか、脱水がありそうなので翌朝にかかりつけ医を受診するのか、判断が悩ましいためかかりつけ医に電話を取り次ぐのか、あるいは意識が朦朧としているのですぐに救急要請が必要なのか、などを判断してくれます。私たち医師側も訪問看護師から連絡をもらうと様子がよくわかるため、方針を提案しやすく、いつも助けられています。

不調時の対応を決めておこう

　少しの誤嚥に伴い、食後に痰絡みが増えたり、微熱が出たりすることがあります。体力が保たれていれば、自然に軽快し、受診や抗菌薬投与を要さないことがほとんどです。しかし、痰をうまく喀出できないと、無気肺や肺炎を起こすかもしれません。また、発熱時には体力も消耗するので、普段より嚥下や咳の反射が減弱したり、咀嚼力が続かなかったりするかもしれません。重症化させないために、症状が出たときの対応をあらかじめ共有しておきます。不調時には食事は無理をせず、より安全なものを摂取するようにします。

　例えば、水分にはとろみをつける、普段より軟らかく食べやすい食事にする、摂取を介助する、といった工夫です。全く食べないと、脱水でさらに状態が悪化しかねないため、ジュースやゼリーだけでもとるようにする、あるいは早めに点滴をしておくといった工夫も、負の連鎖を引き起こさずに急場をしのぐための重要な視点です。服薬も誤嚥や残留の原因になるため（**Q23**、 p.71へ)、不調時にはこの薬だけは服用する（あるいはこの薬は飲まなくてよい）などといったこともあらかじめ決めるようにしています。

緊急性の高い症状を伝えよう

　夜間でもすぐに受診する必要のある、意識や呼吸の異常を示唆する症状は、ご家族にわかりやすく伝えます。「意識が朦朧としていて話していても眠ってしまうとき」、「息づかいが荒いとき」など、患者さんの普段の状態と比較して、具体的に示します。さらに、38℃以上の熱が2日続くときや、食事が2食続けて全く食べられないときなど、早めに受診したほうがよい徴候も伝えておくとよいでしょう。

慢性期疾患の視点を共有しよう

　誤嚥性肺炎は、肺炎が治れば終わりではありません。治療後も予防を続けることが重要で、再燃を繰り返す慢性疾患の性質があります。医療者側も患者さんも、この性質を理解しておかないと、認識のずれが生じます。「入院中に再発したので病院のケアが悪い」、「退院直後に再発したので退院が早すぎた」、「訪問看護師の判断が甘かった」といった誤解も生まれやすくなります。誤嚥性肺炎は体質や年齢のため起こっていることから、今後どうしても繰り返してしまう可能性が高いこと、完全な予防は不可能であることを、ご家族とよく共有しておくことが重要です（**Q45**、p.167へ）。

日誌やアクションプラン、嚥下パスポートの活用

　他の慢性疾患で用いられている対策を活用すると、退院後の管理が考えやすくなります。例えば、糖尿病の診療では不調時に食事量に合わせてインスリン投与量を調節するシックデイの約束を事前に定めています。これは前述の、不調時に食事形態や摂取方法を一段階下げることと似ています。また、

高血圧症の患者さんは血圧手帳に記録をとっています。COPDでは、平時と体調が変化したときそれぞれの行動計画を、患者さんと医療者であらかじめ立てています（アクションプラン）。

　誤嚥性肺炎の患者さんにも、日誌に症状を記録してもらい、どのような変化があればどういった行動をとるのかという行動計画を可視化しておくと、落ち着いて対応できます。患者さんやご家族の様子から、合う方法をみつけて、安心して生活できるようにしましょう。訪問看護を導入しない場合も、介護士やケアマネージャー、デイケアのスタッフにもわかりやすいように、症状の目安や行動基準を記載しておくと有用です。浜松市リハビリテーション病院の藤島一郎先生が監修された「嚥下パスポート」[1]という、お薬手帳の嚥下版のようなものもあります。印刷して患者さんの状況を記載し、地域のスタッフで共有し、受診やデイケア、ショートステイにも持参してもらいます。

まとめ

退院後はできれば訪問看護を導入し、誤嚥の予防策を生活に取り入れ、異常を早期発見できるよう地域との連携に努めます。慢性疾患としての視点で、出現しうる症状とそのときの対応策を可視化しましょう。

（吉松）

[参考文献]
1）藤島一郎，監．嚥下パスポート　安全な介護と食生活指導のために．浜松市リハビリテーション病院．
　http://www.hriha.jp/artis-cms/contents_images/d3bbc9c806fb26a746b951720ea3e1a2.pdf

誤嚥しやすい患者さんを外来でみるには？

誤嚥しやすい患者さんを外来でみていくとき、なるべく早めに予防などの介入をできればと思うのですが、入院中より様子がわかりにくいです。短い診察時間で、どのようなことに気を付けるとよいですか。　（11年目呼吸器内科医）

　急性期病院では、肺炎治療後は一旦終診となることが多いですが、再発しやすい患者さんを外来で継続的にみていくと、入院の頻度をぐっと減らせることもあります。治療後の通院をかかりつけ医へ依頼する場合は、かかりつけ医やケアマネージャーへ注意点を伝達しておくとよいでしょう。

肺炎を予防し、早めに治療するために

　入院を要する誤嚥性肺炎を起こしてからでは、体力や嚥下機能がさらに低下してしまいます。そこで、誤嚥性肺炎に罹患後は予防策を指導しますが、退院時に説明されただけで長く続けられるとは限りません。退院後も予防策を続けられているか確認するとともに、より実生活に即した方法に変えていくのも外来でみる意義です。患者さんや介護者の状況も変わるため、自宅での様子や困っていることを聞きながら、臨機応変に対応します。

　また、肺炎の徴候を早めに察知できると、大ごとにならずに乗り切れることがあります。外来主治医との信頼関係を築いていると、微熱や痰絡みなど少しの体調変化でも患者さんや訪問看護師が連絡をとりやすくなります。場合によっては、定期的に採血やX線で経過をみることもあります。こうして

丁寧に拾い上げた早期の肺炎であれば、外来で治療できることが多いのです（**Q9**、p.26へ）。

　注意すべきは肺炎だけではありません。原疾患の進行や、食事量の低下、体重減少、活気の低下、口腔内の状態などは、気付かれないままだと肺炎を発症して、救急搬送となるかもしれません。早めに気付けていれば、例えば原疾患の治療を相談したり、食べ方を見直したり、口腔ケアの方法を歯科衛生士に相談する余裕が出てきます。医学的には介入が難しい慢性疾患の進行や老衰の過程についても、ご本人やご家族、介護者と共有し、体調がさらに悪化したときにどういったことが起こる可能性があるのか、どのように対応するのがよさそうかを、事前に話し合うきっかけにもなります。

他職種の視点を役立てる

　丁寧な診療が大切といっても、短い診察時間で得られる情報には限りがあります。入院診療は他職種の観察や記録に助けられながら診療を行っていますが、外来診療も同じです。筆者の患者さんには手帳やノートを用意してもらい、ご本人やご家族、訪問やデイケアのスタッフに、体重や体温、痰絡みの程度、食べたものや、その日の出来事を書いてもらいます。こうすることで、月に一度の**断片的な情報ではなく、流れでとらえる**ことができます。すると、例えば透析の翌朝には熱が出やすいことがわかり、透析日の夕食時には疲労や低血圧のため誤嚥をしやすくなっていると気付けたりします。あるいは、デイケアでは周りに合わせて大慌てで食べるため、むせこむ頻度が増えていることがわかったこともあります。週はじめに熱が出やすいのは、週末にいつも晩酌することが関連しているということが、ご家族の手帳からわかったこともありました。**外来でこそチーム医療が活きる**のです。

　日誌は負の変化に気付くためのものだけではありません。発熱の頻度が減っていること、体重が増えていること、出かける機会が増えていることなど良い変化を見つけて、患者さんやご家族と喜びを分かち合う手段でもあります。

高齢者を地域でみる：MMIの活用

　こうした慢性疾患の予防や長期管理の視点が有用なのは、誤嚥性肺炎をきたした患者さんだけではありません。今後肺炎をきたしうる高齢者や基礎疾患のある患者さんをみていくうえで、幅広く活用できます。筆者が嚥下障害の修士課程を履修したスペインの病院では、地域の高齢者を対象に、Minimal-Massive Intervention（MMI）という取り組みを行っています。最小限の介入で最大限の効果を得るためのこの介入では、嚥下機能が低下した高齢者に対して、嚥下機能に応じた食事や水分摂取時の工夫、そして口腔ケアを指導することにより、QOL、肺炎発症率、生存率が改善したことが報告されています[1]。超高齢化社会においてなるべく多くの患者さんで肺炎を予防するには、栄養管理や定期的な歯科受診の重要性を日頃から意識的に伝えるようにしておくことが重要であることが改めて分かります。

> **まとめ**
> 誤嚥性肺炎の患者さんは、肺炎が治ってからも、特有の視点で丁寧に経過をみることが重要です。栄養管理や適切な食事・水分摂取、口腔ケアを通じて肺炎の再燃を防ぎ、日常生活が続けられるよう多職種で支援します。

（吉松）

［参考文献］
1） Martin A, et al. Effect of a minimal-massive intervention in hospitalized older patients with oropharyngeal dysphagia: A proof of concept study. J Nutr Health Aging. 2018; 22: 739-747.

家でもできる評価や訓練は？

退院調整をするとき、退院後もできる嚥下の評価や訓練を教えてほしいと、ケアマネージャーや訪問看護師から相談されることがあります。口頭でも伝えやすく、簡単にできる方法はありますか。　　　　　　（ソーシャルワーカー）

　患者さんが退院するときは、帰ってからもなるべく誤嚥をしないようにと、ケアマネージャーや訪問看護師も気合いを入れてくださいます。専門家による訓練ができれば効率的ですが、肺炎治療が主目的の入院診療とは異なり、**実生活の中では嚥下はごく一部分**です。嚥下食の調理や嚥下体操で1日が終わってしまうようでは、ご家族も安らぎません。くつろぎを妨げずに、生活に溶け込み無理なく続けられる訓練を考えるようにしています。

食事場面の観察は、立派な嚥下評価

　食事を何となくみていたら気付かないことも、嚥下評価という認識で観察すると、得られる情報がぐっと増えます。病院から自宅や施設へ帰ると、食事摂取の状況は大きく変わります。ベッドや椅子の高さや安定感、背もたれの角度や距離、腕の位置、テーブルの距離や高さ、食事内容や食具、食事中のテレビの方向や会話の有無などです。こうしたことは、嚥下への集中度、摂取量や疲労感にも影響し、入院中と同じ食事をとっているつもりでも、誤嚥のリスクが変わってきます。このため、退院後も食事の状況を観察し、柔軟に整えていく意識が大切です。観察項目は**Q29**（p.100へ）を参照ください。

生活を訓練にしよう

　嚥下は患者さんの生活のほんの一部であるのと同様に、介護者も嚥下訓練に多くの時間を割くことはできません。しかし、スポーツと同じく、訓練は継続することで効果が得られます。そこで、日常生活が訓練にもなるように、無理なく、楽しみながら続けられるような小さな工夫をしましょう。患者さんの1日を想定して、どのようなことができるかを考えてみましょう。

〖 起床時：深呼吸と元気な挨拶で1日を始めよう 〗

　嚥下や咳嗽と同じ器官を使う、呼吸や発声を積極的に行いましょう。朝は大きく深呼吸とストレッチをして、呼吸筋をほぐし、嚥下や喀出をしやすくなるよう整えます。できる方は、ラジオ体操を習慣にすると、全身を動かすよい機会になります。また大声ではきはきとしゃべると、口がよく動いて咀嚼や送り込みがしやすくなり、声帯も使うので気道防御への効果も期待できます。ご高齢の方はつい、頷きや小声で話すことで済ませてしまいがちです。何気ない挨拶や会話も、訓練と認識し、大きな声ではっきりと発音するよう、促しましょう。新聞を朗読したり、ラジオで聞いた内容をご家族へ伝えたりすることを習慣にしてもらうこともあります。見当識の維持にも有用かもしれません。

〖 食前：パタカラ体操と口腔ケアで、準備運動をしよう 〗

　発声時に、摂食嚥下に関わる部分を意識的に使うのがパタカラ体操です。「パ、タ、カ、ラ」の文字をしっかり発音します。「パ」は唇を勢いよく破裂させるように発音し、汁物をすすったり飲み物を飲むときの口唇の開閉を鍛えます。「タ」は舌の先を上顎から歯切れよく動かし、食べ物の押しつぶしを強化します。「カ」は舌の奥を喉に押し付けるように力を入れて発音し、咽頭期を鍛えます。「ラ」は巻き舌で話すように舌を反らすことで、食塊形成に役立てます。「パ・パ・パ・パ、タ・タ・タ・タ…」と発音していくほか、「ふるさと」などをパタカラで歌うと、楽しく誤嚥予防を続けられます。食前の

準備運動として、必ずパタカラで一曲歌う施設もあります。

　また、起床時の口腔内は夜間に蓄積した汚れでいっぱいです。一口目は最も誤嚥をしやすいので、食前にしっかり口腔ケアをしましょう。口がきれいになり、口を動かすことで嚥下の準備運動にもなり、一石二鳥です。

〖 午前中：体を起こして過ごそう 〗

　1日の大半を過ごす姿勢を変えるだけでも、嚥下筋が弱るのを少しは防げます。私たちは座位になるだけで、頸部筋を使って重さ3kgの頭を支えています。日中も臥床していると、この訓練をサボっていることになり、嚥下にまつわる筋力が低下します。また座位に慣れていないので疲れやすくなり、食事を途中で切り上げてしまうかもしれません。日中は座位や立位で過ごす時間を増やしましょう。どうしても座位が難しいときは、せめて体幹を60度にギャッジアップします。ただし、同じ姿勢を長時間とっていると褥瘡や痛みの原因にもなります。ずり落ちないように足側も少し挙上する、足を接地できるようクッションを配置するなどの配慮も忘れないようにします。

　さらに、椅子からの立ち上がり訓練を繰り返し行った患者さんでは嚥下障害が改善したという報告もあります[1]。座ったり立ったりを繰り返すだけでよく、ご家族と一緒に取り組んでもらっています。

〖 食前：嚥下おでこ体操で準備運動をしよう 〗

　食前の準備運動として、嚥下おでこ体操は即時効果があります。おでこに手掌を当てて、おへそをのぞき込むように下を向いてもらいながら手とおでこで押し合います。喉に力が入る状態で5～10秒間維持するのを、食直前に5～10回行うと有用です[2]。一人でもでき、介助者に手を当ててもらって行うこともできます。臥床時に頭を上げてつま先がみえる姿勢で保持する頭部挙上訓練も、同様の効果が期待されます[3]。起床時や就寝前など、臥床したついでに行うよう習慣化するのがお勧めです。顔や口、頸部のマッサージも食前によい刺激になります。

〖 午後：遊びを取り入れよう 〗
　息を強く長く吐くことは誤嚥の予防に有効です。昔ながらのおもちゃ「吹き戻し」や、風船を膨らますこと、ハーモニカ、笛、合唱やカラオケ、朗読や詩吟、お孫さんに絵本を読み聞かせるのもよいですね。ご家族も一緒に楽しめると続けやすくなります。さらに、みんなでいろいろな変顔をして写真を撮る、誰が最も舌を突き出せるかを競う、といった遊びも、口や顔面の筋肉を使います（結果的に笑いが生まれれば、これまたよい訓練ですね）。顔や喉だけでなく、全身をよく動かし、体力を維持・向上するのも大切です。散歩や買い物に出かけ、お腹も空かせてもらいましょう。

　さらに詳しい体操を知りたい方には、藤島式嚥下体操セットを印刷してお渡ししています。浜松市リハビリテーション病院のホームページから印刷でき、動画もみることができるので、熱心なご家族には喜ばれます[4]。

まとめA

退院後は、食事場面をよく観察し、摂取しやすい環境を整えましょう。また深呼吸やストレッチ、会話や歌うことを通じて、嚥下機能の維持に努めます。特に食前の口腔ケアと準備運動は重要です。

（吉松）

[参考文献]
1) Yoshimura Y, et al. Chair-stand exercise improves post-stroke dysphagia. Geriatr Gerontol Int. 2020; 20: 885-891.
2) 岩田義弘，他．高齢者に対する頸部等尺性収縮手技（chin push-pull maneuver）による嚥下訓練．耳鼻と臨床．2010；56：S195-S201．
3) Maeda H, et al. Optimal load of head-raising exercise-sustained head-lift time and number of head-lift repetitions in Japanese healthy adults. Deglutition. 2013; 2: 82–88.
4) 浜松市リハビリテーション病院．"藤島式"嚥下体操セット．
http://www.hriha.jp/section/swallowing/gymnastics/

肺炎球菌ワクチンの効果は？

高齢者に肺炎球菌ワクチンが推奨されているのは知っていますが、誤嚥性肺炎も予防ができるのでしょうか？ どういうタイミングで接種するのがよいのか教えてください。

（1年目研修医）

　高齢者肺炎・誤嚥性肺炎を繰り返さないようにするための予防法として、ワクチンの適応を検討するようにしましょう。その代表的なものとして、肺炎球菌ワクチン〔PPSV23（ニューモバックス®）・PCV13（プレベナー13®）の2種類から、2023年にPCV15（バクニュバンス®）、2024年にPCV20（プレベナー20®）が承認〕があります。肺炎による入院中にワクチン接種することができない場合も多いので、かかりつけ医に今後の診療を依頼する場合には診療情報提供書に、ワクチンについても記載するようにしましょう。

推奨される肺炎球菌ワクチンの変化

　『成人肺炎診療ガイドライン2017』[1]では、日本で行われた3つのRCTをもとに[2-4]高齢者の肺炎予防に対して、肺炎球菌ワクチンの接種が推奨されました。そして『成人肺炎診療ガイドライン2024』[5]では、確立された肺炎予防策とされています。3つのRCTのうち1つ[4]は、高齢者施設を対象にしたRCTであり、また**誤嚥性肺炎の原因菌として、肺炎球菌がある程度の割合を占めている**ことから肺炎球菌ワクチンは誤嚥性肺炎の予防の一つと考えられます。入院時には肺炎球菌ワクチンの接種歴について、本人・ご家族・かか

りつけ医に情報収集を行うようにしましょう。

2024年9月時点での最新の情報として 図8 [2)] に2024年に学会より発表された肺炎球菌接種の考え方をお示しします。具体的には、定期接種が65歳の年齢（と60〜65歳で日常生活を極度に制限される基礎疾患を有する方）のみが対象となりました。定期接種の対象の方以外の未接種の方は任意接種になりますが、PPSV23を5年に1回打ちつつPCV15かPCV20の追加接種を検討する、もしくはPCV20を接種する方法が候補となります。

小児に対する肺炎球菌ワクチン導入後で、原因となる肺炎球菌のカバー率は、大きく変化しております。既存のPCV13・PPSV23のカバー率は低下傾向となっております。今後もワクチン普及に伴い、ワクチンの有効性は変化していくことが想定され、継続してデータや学会の推奨を含めて情報収集を行う必要があります（ 図8 ）。

注意
#1 定期接種対象者が、定期接種によるPPSV23の接種を受けられるように接種スケジュールを決定することを推奨する。
#2 PPSV23未接種者に対して両ワクチンを接種する場合には、上記#1を勘案しつつ、PCV15→PPSV23の順番で連続接種することが考えられる。

図8 65歳以上の成人に対する肺炎球菌ワクチン接種の考え方
(日本呼吸器学会呼吸器ワクチン検討WG委員会／日本感染症学会ワクチン委員会・合同委員会. 65歳以上の成人に対する肺炎球菌ワクチン接種に関する考え方（第6報）2024年9月6日. p.10, 図より作成)

まとめ
高齢者に対する肺炎球菌ワクチンの有効性は高いですが、数年単位で状況は変化していきます。接種状況の確認を行いつつ、未接種の場合には案内できるように、最新の情報を確認していくようにしましょう。

(山入)

[参考文献]
1) 日本呼吸器学会，編．成人肺炎診療ガイドライン2017．日本呼吸器学会，2017．
2) Furumoto A, et al. Additive effect of pneumococcal vaccine and influenza vaccine on acute exacerbation in patients with chronic lung disease. Vaccine. 2008; 26: 4284-4289.
3) Kawakami K, et al. Effectiveness of pneumococcal polysaccharide vaccine against pneumonia and cost analysis for the elderly who receive seasonal influenza vaccine in Japan. Vaccine. 2010；28：7063-7069.
4) Maruyama T，et al. Efficacy of 23-valent pneumococcal vaccine in preventing pneumonia and improving survival in nursing home residents: double blind, randomised and placebo controlled trial. BMJ. 2010；340：c1004.
5) 日本呼吸器学会，編．成人肺炎診療ガイドライン2024．日本呼吸器学会，2024．

ウイルスに対するワクチンはいつ誰に接種する?

肺炎球菌ワクチンのほかにインフルエンザワクチンやCOVID-19ワクチン、RSウイルスのワクチンなど新たなワクチンが出ていますが、誰に接種するかがあいまいです。誤嚥性肺炎の予防には有効ですか。

(2年目研修医)

　ウイルスに対するワクチンの開発も日進月歩であり、こちらも情報は常に収集していく必要があります。2025年2月本稿の執筆段階での情報にはなりますが、知識を整理してまとめておきましょう。

　コロナ禍においてウイルス感染対策が全国的に行われた結果、高齢者肺炎の数が劇的に減少したことが複数の論文で報告されました。このことより、誤嚥性肺炎や細菌性肺炎と考えられている多くの肺炎も、ウイルス感染を契機に起こっていることが想定されます。つまり、ウイルスに対するワクチンも、誤嚥性肺炎の予防に一役買っているのではないかとも言えるかと思います。

インフルエンザワクチン

　Q53でも出てきた肺炎球菌ワクチンの効果を示した研究でも、インフルエンザワクチンの接種率は高く、ガイドラインでは高齢者の肺炎予防に対して**インフルエンザワクチンと肺炎球菌ワクチンの併用接種が強く推奨**されています。インフルエンザ罹患による二次性肺炎、また罹患によるADL低下など、インフルエンザ罹患そのものだけでなく、二次的に肺炎の予防に役立ち

ます。同時接種が安全かつ有効であることの報告も日本よりされており[1,2]、2020年より投与間隔についても、間隔をあけることなく同日でも接種可能となりました。

外来定期通院中や、秋季〜冬季に退院される場合にインフルエンザワクチン・肺炎球菌ワクチンについて一度はお話しするようにしましょう。

COVID-19ワクチン

2024年9月現在、COVID-19ワクチンとしてコミナティ®（ファイザー）、スパイクバックス®（モデルナ）、ダイチロナ®（第一三共）、ヌバキソビッド®（武田薬品）、コスタイベ®（Meiji Seikaファルマ）が承認されています。

COVID-19については流行状況や重症化リスクも含めて2020年の流行から変化しているために定量的に予防効果を予測することが困難ではありますが、本稿執筆時の2024年夏にも流行があり、ウイルス性肺炎を起こす患者さんやCOVID-19罹患が契機になったと考えられる肺炎を起こす患者さんが多く入院加療の対象となりました。

2024年3月で全額公費によるワクチン接種は終了し、2024年10月〜2025年3月は、65歳以上もしくは60〜64歳で基礎疾患がある方が定期接種の対象となりました。今後の流行状況により定期接種の対象や接種タイミング・回数などは変わっていく可能性が高いと考えられます。ワクチンが必要な患者さん、また正確なワクチンの情報を求める患者さんに、適切に情報提供ができるように最新の情報収集を行いましょう。

RSウイルスワクチン

RSウイルスについては、乳幼児に肺炎をきたすことが知られていますが、基礎疾患のある成人や高齢者では重症開始、肺炎の原因ウイルスとなることがわかってきています。2023年にアレックスビー®、2024年にアブリズボ®が60歳以上（アブリズボ®は妊婦も）を対象にしてRSウイルスワクチンが承認さ

れました。特に慢性的な心疾患や肺疾患がある患者さんに対しては予防効果が高いとされており、対象となる患者さんには情報提供できるようにしておきましょう。また、今後マルチプレックスPCR検査の普及により日本での疫学データや、予防効果についてもわかってくると考えられます。流行状況なども踏まえてワクチン接種の必要性を個別に判断していくことが求められます。

まとめ

肺炎の原因や契機にウイルス感染が関与しており、ワクチン接種についても患者さんごとに個別に説明できるように、最新の情報の収集を怠らないようにしましょう。

（山入）

[参考文献]

1) Nakashima K, et al. Immunogenicity of simultaneous versus sequential administration of a 23-valent pneumococcal polysaccharide vaccine and a quadrivalent influenza vaccine in older individuals: A randomized, open-label, non-inferiority trial. Hum Vaccin Immunother. 2018; 14: 1923-1930.
2) Sumitan M, et al. Additive inoculation of influenza vaccine and 23-valent pneumococcal polysaccharide vaccine to prevent lower respiratory tract infections in chronic respiratory disease patients. Intern Med. 2008; 47: 1189-1197.

第5章

どうしても よくならないとき
（緩和ケア編）

どんなに頑張って治療をしても、多職種や介護者がどんなに熱意を注いでも、どうしても肺炎がよくならないこともあります。そんなときにも、できることは必ずあるものです。患者さんが望むことを叶え、少しでも苦しまないように。ご家族や介護者が少しでも心を痛めないように。治療して、予防するだけではない誤嚥性肺炎の診療は、こうした難しい局面にこそ、できることがあります。

どうしてもよくならないときに、できること

	チェックリスト	関連項目
予後予測	□嚥下機能	**Q55**
	□生命予後	**Q58**
面談	□ご家族との話し合い	**Q56**, **Q57**, **Q58**
	□誤嚥の許容	**Q55**, **Q57**
終末期ケア	□症状緩和	**Q59**
	□家族ケア	**Q56**, **Q60**

嚥下機能が
よくなるかどうかの見極めは？

嚥下機能が悪いとき、リハビリで改善するのか、もうよくならないのか、どうすれば見極められますか？ 訓練に過剰な期待を寄せている患者さんもいて、心苦しいことがあります。

（理学療法士）

　嚥下機能がよくならないのか、時間をかければ改善が見込めるのかは、極めて難しい判断です。基礎疾患、訓練の経過、患者さんの意欲やご家族の支援体制、地域の医療資源など、多くのことが影響します。医療者としては、治らないと告げることは何よりも無念なことですが、改善が望めない患者さんに訓練や制限を強いることもまた、罪深いことと感じます。

嚥下機能が、なぜ悪いのか

　嚥下障害の原因により、可逆性は異なります。頭頸部への照射後の線維化や術後変化、認知症や神経疾患の終末期には、改善は見込みにくく、食形態や姿勢の調整など代償法が中心になります。一方、脳卒中急性期の嚥下障害の多くは数か月で改善します。肺炎罹患後の廃用の要素が大きい場合は、適切な栄養管理や訓練の効果に期待しやすくなります。気を付けたいのは、これらを見分けることの難しさです。神経疾患があるというだけで、それが誤嚥の原因とは限りません。**慢性疾患の終末期に合致するのか、一過性の要素が大きいのか**を、丁寧な病歴聴取や診察と経時的な変化、適切な栄養・リハビリによる介入に対する反応などから総じて判断します。

嚥下障害の原因で意外と多いのが、口腔や咽頭粘膜の乾燥や汚れです。口腔ケアや嚥下訓練により唾液分泌や自浄作用が回復すると、感覚や動きもよくなります。原因を見極めて、できる治療は積極的に行います。

嚥下機能の、どこが悪いのか

　嚥下機能の可逆性を判断するには、どのような障害であるのかも重要です。嚥下筋群の筋力が低下しているならば、栄養療法を強化し、筋力を鍛えます。言語聴覚士による訓練以外にも、自主訓練や、ご家族、看護師も行えるよう計画を立てましょう（**Q52**、p.193へ）。電気刺激療法も活用される分野です[1]。

　一方、咽喉頭の感覚低下が原因である場合は、訓練が難しくなります。アイスマッサージやカプサイシン、メントール、黒コショウを用いた刺激による効果が報告されています[2]。また、嚥下が惹起されやすくなるよう大脳皮質を刺激する非侵襲的脳刺激法は、脳卒中後の嚥下障害などに有用です。筆者は干渉電流型低周波治療器（ジェントルスティム®）を用いて、嚥下の惹起や気道防御の改善を図っていました[3]。しかし、感覚は改善が難しく、代償法が中心になるという覚悟が必要です。

期間を決めて、客観的に評価する

　栄養療法や訓練の効果が出るには、時間がかかります。しかし、到達できるかわからない目標に向けて訓練を続けることは、医療資源の問題だけでなく、患者さんの貴重な余生を入院や訓練に費やしてしまうことになります。「経口摂取のみで生活できるかを2週間後に見極める」などと、具体的な目標を定め、患者さんやご家族、他職種とも共有しましょう。短期間で目標を達成できなかった場合も、改善の兆しがみられ、さらなる改善が期待できそうであれば、転院での継続的な訓練、訪問リハビリの活用を検討します。改善の見通しが立たない場合には、代償法を中心としたケアを検討します。

患者さんの意欲や、地域の医療資源も重要

　最終的に経口摂取ができるようになるかどうかは、患者さんの意欲も関係していると感じます。食べたいと強い意思をもつ患者さんは、訓練にも積極的で、効果も出やすくなります（「食べたいものを大きな声ではっきり言える患者さんは食べられるようになる」という判断基準を耳にしたことがあり、これはなかなか理にかなっていると感じます）。一方、周りが食べてもらいたいと願って試行錯誤しても、ご本人の意向にそぐわなければ、訓練も続けにくく、効果も出にくくなります。患者さんの、その時々の意向に添えるよう、柔軟な対応を心がけましょう。

　また、入院により意欲を低下させているならば、試しに外泊や退院をしてみることも視野に、ご家族や地域のスタッフと相談します。

> **まとめ**
> 嚥下障害をきたしている原因や機序を明確にし、経時的な変化から、改善の見通しを多職種で判断しましょう。ご本人の意欲や、想定されるQOLにも、意識を傾けるようにしましょう。

（吉松）

[参考文献]
1) 日本摂食・嚥下リハビリテーション学会医療検討委員会．訓練法のまとめ（2014版）．2014；18：55-89．
2) Kondo E, et al. Aural stimulation with capsaicin ointment improved swallowing function in elderly patients with dysphagia: A randomized, placebo-controlled, double-blind, comparative study. Clin Interv Aging. 2017; 12: 1921-1928.
3) Maeda K, et al. Interferential current sensory stimulation, through the neck skin, improves airway defense and oral nutrition intake in patients with dysphagia: A double-blind randomized controlled trial. Clin Interv Aging. 2017; 12: 1879-1886.

ご家族に納得してもらうには？

重度の認知症で食べられない患者さんがいます。ご家族に説明を繰り返しても、食べられないということに納得していただけません。どうしたら理解してもらえますか？

（4年目内科専攻医）

大切な人が食事をとれないというのは、いくら医学的には事実でも、ご家族にとって簡単に受け入れられることではありません。何度も説明しているのに伝わらない、と焦ってしまうことがありますが、少し力を抜いて視点を変えてみると、打開策がみえてきます。

試行錯誤の道のりを、ともに歩む

昔から、食べることは生きることと認識されてきました。急に食べられないといわれても、すぐに納得できないのは自然なことです。医療者は、年齢や基礎疾患を踏まえて、入院後の経過を点ではなく線でみて、他の患者さんの経緯も振り返り、食べられないのは仕方ないと受け入れていきます。しかし、ご家族にとっては「薬で治療できる」と思って入院した矢先に聞かされる、大切な人の生死に関わる告知です。「もっとできることがあるのではないか」、「訓練や時間が解決してくれるはず」、「大病院の専門家なら何とかしてくれるかもしれない」と期待を抱くかもしれません。いくらわかりやすく経過を説明しても、納得してもらうのは難しいでしょう。腑に落ちるには、そこに至るまでの**試行錯誤の過程を、ご家族も一緒に一喜一憂しながら辿る**必

要があります。

　例えば肺炎になってすぐは、呼吸が促迫していて食事がとれないとします。「呼吸が落ち着いて痰が出せるようになったら嚥下機能を評価したい」とお伝えすると、医療者がただ食べさせていないのではなく、どのような医学的視点で判断しているかがわかります。呼吸が安定して嚥下評価を行おうとしたものの覚醒を維持できないときには、薬剤調整や水分・栄養管理を行いながら覚醒の改善を待って評価をすること、ただし体調がよくなっても覚醒が改善しないときには肺炎の影響だけでなく認知症の経過と考えられるため介入が難しいかもしれないことなど、**逐次、状況を共有**していきます。

　これらは、入院して1週間後にまとめて伝えても事実としては変わりません。しかし、医療者と同じ時間軸で期待を寄せ、日々の変化を感じ取りながら、その都度対応を考える過程を一歩ずつ踏みしめていくと、よいことがあったときは、喜びがより大きくなります。また、期待した経過とならなくても、状況を点と点ではなく流れで感じているため、現実を受け止めやすくなるのです。患者さんや医療者の頑張りも身に染みてわかり、悔いや自責の念が少しでも軽くなるのではないかと思います。

食べられない理由が、食欲や食物認知にあるとき

　嚥下の先行期、つまり食べたいと感じたり、食物を認知したりする段階に、問題があって食べられないことがあります。ご家族の力を借りて、家庭の味や好きな食べ物を持ってきてもらったりすると摂取できるようになることがあります。あるいは、慣れた自宅や施設に帰ってみると、摂取できることもよく経験します（**Q35**、p.130へ）。

　工夫を凝らしてもやはり食思がみられないときには、摂取は難しいと考えざるを得ません。食べたがらないのに無理に口に入れることは、患者さんの苦痛になり、誤嚥や窒息にもつながりかねません。「百聞は一見に如かず」とはよくいったもので、**摂取時にはご家族にも同席してもらい、ご本人の意向をみていただく**と、状況を受け入れてもらいやすくなります。

食べられない理由が、誤嚥のとき

　食べられないと判断する理由が誤嚥のときは、より慎重にならざるを得ません。患者さんから「肺炎になってもいいから食べたい」といわれることもあります。患者さん本人にこうした意思があるのなら、チーム一丸となって、何とか叶えられるとよいでしょう（Q57、p.212へ）。アイスクリームを一口でも食べられると、少しは喜びを感じられ、ご家族も気持ちは同じでしょう。

　しかし、いくら誤嚥してもいいといわれても、何でも自由に食べてよいかどうかは別です。安全面や倫理面という理由もありますが、もし誤嚥や窒息をきたせば、苦しむのは患者さんです。また、これをみたご家族も心を痛めるでしょう。訴えを言葉の通りに受け止めることだけがよいとは限りません。時にケアが介護士や看護師任せになっていて、実感が湧かないご家族もおられます。**ご家族に主体的に食事を介助してもらう**と理解していただきやすくなることがあります。

ご家族の真意に、耳を澄ませよう

　ご家族が「どうして食べられないんですか」といわれるとき、どういった心境で聞いているのでしょうか。必ずしも医学的な理由を知りたいわけではないように思います。悔しさや無力感、無念の表現かもしれません。こうした思いを感じ取ると、医療者は心苦しく、責められているように感じることがあります。しかし多くの場合、医療者を責めているのではなく、病状に対するやるせなさの表れです。誠意ある対応をしているならば、卑下する必要はありません。質問に答えることがすべてではありません。「誤嚥するからですよ」という医学的な答えよりも、**「食べさせてあげたかったですね」と、そっと共感を示す**ほうがよい場合もあります。

　「大切な人を大事に思ってもらえている」、「精一杯の対応をしてもらえている」ということが伝わるだけでも、張りつめたご家族の思いが和らぐことを経験します。患者さんへの誠意ある診療やケアがそのまま、ご家族のケアで

もあるのです（**Q60**, p.224へ）。

　また、食べられないことに意識が集中しすぎると、いくら理解はしていても、前向きに受け入れやすいことではありません。できないことばかり伝えるのではなく、できることに目を向けることで、「大切にしてもらっている」、「誠意を尽くしてもらっている」ことが伝わり、これこそが患者さんそしてご家族のケアにつながります（**Q60**, p.224へ）。「お口をきれいにして心地よいようにしましょう」、「好きなお出汁の味を少し口に含ませてあげましょう」、「お好きな音楽やラジオを流すようにしましょう」、「お孫さんにマッサージをしてもらいましょう」といったように、その患者さんやご家族にとって意味がある、食事以外のケアをこちらから提案できるとよいですね。これには、患者さんを違った視点からみている他職種の案がとても役立ちます。面談に難渋しているとき、他職種に相談してみることをお勧めします。

　ご家族への説明は、主治医が一人で抱え込む必要はありません。むしろ、看護師や言語聴覚士、ソーシャルワーカーなど、ご家族が話しやすい、信頼しやすいと感じている他職種が話すことで受け止めやすくなることもります。他職種へ早めに相談してみましょう。

病状に応じて経口摂取の可否を模索する過程をリアルタイムで共有すると、経過を受け止めてもらいやすくなります。食べることは、生きていくうえで大切なことです。ご家族の無念な思いに配慮しましょう。

（吉松）

ひとやすみ 主治医からみた、誤嚥性肺炎

　私が誤嚥性肺炎に関心を抱いたのは、抗菌薬で肺炎を治療しても、食事をとれない、生活へ復帰できないことに、主治医として（そして大の食いしん坊として）悔しくてたまらなく感じたのがきっかけでした。食形態の工夫や食事介助にやりがいを感じ、もっと嚥下を学べば何とかできるかと思いました。しかし、いくら勉強をしても他科や他職種に代われるわけではないことに気付き、多職種協働や主治医の役割を考えるようになりました。主治医として肺炎の診断や治療、原因精査、予後予測や面談を担うには、臨床推論、慢性疾患の診療経験、対話力も問われます。同じ疾患でも、肺炎の患者さんの診療を受け持つ主治医側からのみえ方は、嚥下の専門家からみえる景色とは異なります。嚥下を学ぶ機会がないため、不慣れな対応となってしまうこともあります。こうした役割や特性を互いに理解して尊重し、補い合えると、チームの総合力が発揮できると思うのです。

（吉松）

「死んでもいいから食べたい」といわれたら？

誤嚥性肺炎の患者さんに、「死んでもいいから食べたい」といわれることがあります。患者さんやご家族が理解されているなら、誤嚥のリスクを許容してよいものでしょうか。

(15年目呼吸器内科医)

「死んでもいいから食べたい」という悲痛の叫びに、時々出合うことがあります。主治医としては、患者さんの願いを何とかして叶えてあげたい使命感と、安全に過ごしてもらいたい責任感とで、引き裂かれる思いです。ここでは筆者がどのように考えているかを、ご紹介します。なお、これは食べることの危険性が高い場合の話です。丁寧に方法を模索すれば、どうしても安全に食べられない患者さんの数はそう多くはありません。まずは原因検索や嚥下評価を通じて、安全に食べる方法をとことん模索することが大前提であることを忘れてはいけません。

誤嚥のリスクがあるときの経口摂取にまつわる葛藤

誤嚥のリスクがありながらも食べたいと願う高齢の患者さんにおいて、リスクを承知のもとで経口摂取を続けることがあります。英国ではEating and Drinking with Acknowledged Risks（EDAR）として、言語聴覚士協会や医師会のような公式組織が指針を発表しています[1]。日本では「お楽しみ嚥下」などとは呼ばれるものの、きちんとした指針は存在しないことも、意思決定支援の難しさの一因となっています。

意思決定支援にまつわる医療従事者には様々な葛藤があります。筆者らが日英の多職種を対象に質的研究を行った結果、次のようなテーマが挙がりました[2]。意思決定支援に際してこうした項目を検討する必要があります。
- 医療者の経験と教育／訓練
- 診療の場（病院、在宅、施設など）
- 臨床的指標
- 患者や家族の意向
- リスク、法的規制、倫理的葛藤
- 患者や家族の教育と支援
- 信頼関係の構築および時間的制約

まず患者さんの真意を知るところから

　患者さんの言葉を、文字通りに解釈するだけが医療ではありません。「痛い」という訴えの陰に気持ちのつらさが隠れていたり、「痛くない」という患者さんが、実は鎮痛薬の副作用を心配して痛みを我慢していたりすることは、皆さんも経験があると思います。

　では、「死んでもいいから食べたい」という言葉は、どのような背景から発せられているのでしょう。食べるには危険を伴うことは理解されているのでしょうが、すぐに命に関わるとは感じていないかもしれません。絶食で永らえるより短命でも食べたいと思っているとしても、それに伴う苦しさや、再入院、ご家族の不安までは、想定されていないかもしれません。

　患者さんにとって、**食べることの意味**は何でしょう。食べること自体ではなく、それに付随する何かを望んでいるかもしれません。例えば、食べれば元気になれる、家に帰れる、家族で過ごせるといった期待があるなら、食べなくとも、こうしたことが叶うよう模索するのも一つです。あるいは、食べないことに付随した気がかりがあるかもしれません。食べなければ家族に心配をかける、転院させられる、自宅で点滴をして惨めな姿を孫にみせてしまう、という不安を抱える方もいます。何を大切にされていて、どんなことを

恐れているのか。患者さんの人生観に敏感になりましょう。

経口摂取をすることが真意であるならば

　食べることそのものが真意ならば、何とかして叶えるのが医療者の使命のように感じます。ご家族も同じ気持ちであるか、よく話し合うことは重要です。患者さんの思いをいつも身近で見聞きしているご家族は納得していても、会う頻度の少ないご親族にとっては状況を理解しにくいため（後々に主介護者が責められるなどといった辛い思いを避けるためにも）、患者さんを大切に思う方々にはできるだけ揃ってもらい相談します。食べること、食べないこと、誤嚥防止術なども含めて、多様な選択肢や価値観をじっくり話し合います。食べた結果、窒息や肺炎などといった症状が出た際に、どのような医療を受けたいのかというところまで、共有できるとよいでしょう。

　患者さんもご家族も合意されたからといって、何でも食べていいとは限りません。特に病院や施設など、その方の命を請け負っているところでは、苦しませるかもしれないことは行いづらいのが実状です。患者さんの食べたい願いを叶えても、もしも誤嚥して苦しませてしまった場合、多くの医療者・介護者は自責の念に駆られることでしょう。最近では誤嚥や窒息に関連した訴訟について耳にする機会も増えてきており、現場でケアを提供する医療者や介護者の不安な思いへの配慮も忘れてはいけません。

　食べるとしても、なるべく安全に食べられるような配慮ができるとよいでしょう。食形態や、姿勢の工夫、口腔ケアや可能な範囲での訓練で、少しでも条件を整えることができないか、考えます。

　患者さんの尊厳と、我々医療者がふさわしいとする考えが一致しないことも多い誤嚥性肺炎の分野では、そこの葛藤に気付いて模索をすることも、患者さんへのケアの形の一つなのかもしれません。

まとめ

食べたいという言葉に託された患者さんの真意をおもんぱかるよう心がけましょう。食べること以外でその思いを叶える方法や、できるだけ苦しむことなく美味しく食べられるような工夫を、多職種で考えるようにします。

(吉松)

参考文献

1) Hansjee D, et al. Eating and drinking With acknowledged risks: multidisciplinary team guidance for the shared decision-making process (adults).[Working Paper]. London, UK; 2021.
2) Yoshimatsu Y, et al. Eating and Drinking with Acknowledged Risks (EDAR) in Older Adults: A Qualitative Study of the Experiences of Clinicians in Japan and the UK. Dysphagia. Epub ahead of print.

生命予後の予測方法は？

誤嚥性肺炎の患者さんの生命予後を、予測する方法はありますか。厳しい状態でも抗菌薬治療で救命できたり、末梢輸液のみで何か月も頑張れたりして、癌より予測がつきにくいです。

（6年目在宅医）

予後の推定は、患者さんの治療や過ごし方を考えるうえで重要です。主治医は他の医療従事者より予後を楽観的に判断してしまうことが長年指摘されているため、筆者もいつも気を付けるようにしています。

「今回、退院できますか」

まず気になるのは、短期予後です。誤嚥性肺炎に特化したデータは少なく、肺炎全般に関する重症度スコアを用いた予後予測が中心です。最も精度が高いのは「Pneumonia Severity Index（PSI）」で、130点以上であれば、30日以内の死亡率は29.2％とされます[1]。しかし、PSIは項目数が多く、すぐには算出できません。日本で開発された「A-DROP」による予後予測も研究されていますが、これはあくまでも重症度により、入院の必要性を決める指標です。肺炎の予後予測ツールが定まっていない現状では、短期予後は、スコアより、基礎疾患などの背景因子や、入院後の経過から判断しています。特に最近は栄養状態も注目されており、生命予後に影響することがわかっています[2]。

肺炎の原因菌や抗菌薬選択も予後との関連で議論されますが、誤嚥性肺炎であること自体が、最も強い30日後の死亡予測因子であり、耐性菌の検出や

抗菌薬治療の失敗、Performance status（PS）、呼吸状態などは予後に影響しないことが報告されました[3]。誤嚥性肺炎は、いかに予後が悪いかを認識して対応する必要があります。これには、嚥下障害の存在や肺炎そのものの重症度というより、併存症による急変も起こりやすいこと、栄養状態を含む全身状態の脆弱さが関係していると考えられます[4]。

「退院後、どれぐらい生きられますか」

　急性期病院では、肺炎が治って退院が決まると、予後を考えることも減ってしまいます。しかし、患者さんやご家族にとってもは、むしろ肺炎が改善してからの長期予後こそ重要です。高齢の患者さんが肺炎に一度でも罹患することは、想像以上に予後を悪化させます。また、既に何らかの疾患や老衰に伴い予後が差し迫った患者さんも肺炎をきたしやすいので、誤嚥性肺炎はただの一つの出来事というよりは、人生そのものの終末期の徴候ともいえます。

　ある研究では、CAPで入院した65歳以上の患者さんの死亡率は、30日以内で17％、1年以内では38％にも上り[5]、危険因子は施設入所、腎疾患、慢性心不全でした。高齢者や重度の認知症がある患者さんで、**肺炎発症後6か月以内に半数が死亡した**という報告もあります[4,6,7]。筆者の英国での研究では、75歳以上の誤嚥性肺炎では死亡までの日数の中央値が62日で、非誤嚥性肺炎でも274日でした[4]。高年齢、過去1年以内に肺炎に罹患していること、フレイルスコア高値、慢性呼吸器疾患の併存が、長期予後の悪化と関連していました。国内の報告では、誤嚥性肺炎の患者さんの死亡までの日数の中央値は367日で、経口摂取ではない症例（特に静脈栄養のみの症例）で死亡が有意に早いという結果でした[8]。これは無理に経口摂取や経管栄養を行えばよいというわけではありません。経口摂取をできないほど機能が低下している患者さんでは、必然的に残された期間が限られている、というのが自然な解釈かと思います。

　欧米と日本の診療の違いも加味する必要はありますが、肺炎の患者さんを受け持つとき、退院後や半年後にも目を向けてみましょう。その1回の肺炎は乗り越えたとしても、また肺炎を繰り返し、亡くなっていく可能性を考え

ると、患者さんの意向に沿うことや、ご家族にも現状を知ってもらい、今後の過ごし方を一緒に考えることの大切さがみえてくるのではないでしょうか。

　こうした長期予後のデータを示して治療方針を決定する習慣は、がんや大腿骨頸部骨折などの診療においては日常化しています。一方、肺炎では短期予後こそ気にかけるものの、長期的な目線で客観的な見通しを示す習慣はあまりありません。とくに誤嚥性肺炎は予後が思わしくないため、患者さんを担当する医療者として責任をもって最新のデータを知り、患者さんやご家族と共有し、意思決定支援に役立てる責任があると感じています。

誤嚥性肺炎は、肺炎の中でも特に予後不良です。PSIやA-DROPを参考に、入院後の経過をもとに、治療方針をよく相談しましょう。また、長期予後に関するデータも踏まえて、過ごし方を検討します。

（吉松）

[参考文献]

1) Metlay JP, et al. Testing strategies in the initial management of patients with community-acquired pneumonia. Ann Intern Med. 2003; 138: 109-118.
2) 坂口紅美子, 他. 高齢な誤嚥性肺炎患者の生命予後に関連する因子. 日摂食嚥下リハ会誌. 2018；22：136-144.
3) Komiya K, et al. Prognostic implications of aspiration pneumonia in patients with community acquired pneumonia: A systematic review with meta-analysis. Sci Rep. 2016; 6: 38097.
4) Yoshimatsu Y, et al. Prognostic factors of poor outcomes in pneumonia in older adults: aspiration or frailty? Eur Geriatr Med. 2024; 15: 481-488.
5) Arnold FW, et al. Older adults hospitalized for pneumonia in the United States: Incidence, epidemiology, and Outcomes. J Am Geriatr Soc. 2020; 68: 1007-1014.
6) Mitchell SL, et al. The clinical course of advanced dementia. N Engl J Med. 2009; 361: 1529–1538.
7) Morrison RS, et al. Survival in end-stage dementia following acute illness. JAMA. 2000; 284: 47–52.
8) Honda Y, et al. Extremely poor post-discharge prognosis in aspiration pneumonia and its prognostic factors: A retrospective cohort study. Dysphagia. 2024; 39: 837-845.

痰絡みなど、つらい症状を緩和するには？

肺炎の患者さんは、痰が絡んでとてもつらそうです。終末期になっても、癌とは違って、うまく症状を緩和できていないように思います。何かしてあげられることはないですか。

（6年目血液腫瘍内科医）

肺炎の症状は、本人にとっても、周りでみているご家族にとっても大変つらいものです。主治医としても、症状を和らげてあげたいものの、並行して治療も行っていく中で心境は複雑です。

肺炎の症状緩和を難しくさせるもの

患者さんを担当している医療者として、症状を和らげてあげたいというのは誰もが思っていることです。しかし、癌の終末期とは異なり、予後予測が一般化されていないことから、症状緩和に徹することには医療従事者としての罪悪感があるかもしれません。肺炎は治るものというご家族の認識と現実との乖離が、さらにその罪悪感を募らせることもあります。しかし実際には、肺炎は、癌よりも予後が悪いといっても過言ではありません（**Q58**、p.216へ）。また、症状としても、緩和の手段が確立している疼痛ではなく、息切れや痰がらみ、倦怠感など誤嚥性肺炎で見られやすい症状については、切り札を多く備えておらず、立ち向かいづらさがあるでしょう。残された時間を穏やかに過ごせるよう、医療従事者として手を尽くしましょう。

苦痛をかえって増やさないように

　終末期になると、それまでよかれと思って行ってきたことの意義が乏しくなり、かえって苦痛を増強させかねません。例えば輸液は500mL/日程度がよいとされ、1L以上になると気道分泌物の増加や肺水腫、浮腫などの不快感につながります。また吸引、検査、血糖測定、内服、抗菌薬投与なども苦痛を伴う処置になります。欧米では、重度認知症のある患者さんにとって、抗菌薬投与は生命予後こそ改善させるものの、QOLはかえって低下させるという研究結果[1]から、「Do not hospitalize（DNH：入院しない）」という意思表示が一般的になってきています。誤嚥性肺炎を繰り返すようになった段階で、次に肺炎になったときにはどう対応する、ということを話し合っておくことが勧められます。

咳や痰絡みを和らげるには

　痰絡みは肺炎のつらい症状であることは間違いないですが、一方で、それに対して行われる吸引もまた、患者さんにとって大きな苦痛となっています。第一に判断すべきは、**その痰が患者さんの苦痛になっているかどうか**です。痰が多くてつらそうにしている場合、まずはなるべく、痰の量を減らす努力をします。過剰な輸液のほか、無理な経口摂取も、誤嚥に伴い痰を増加させます。本人が欲しがらない場合には、（ご家族としては食べさせたい思いがあるかもしれませんが）無理に食べさせないようにします。さらに、口が不衛生になっていると細菌が増殖し、痰が増えやすくなります。口腔ケアが苦痛になるのではないかという認識から、終末期には口腔ケアを控える様子もみられますが、痛くないように配慮して丁寧に行うと、ほとんど苦痛なく行えます。こまめな口腔ケアや保湿を最期まで続けることで、乾燥や痛み、不快感を軽減し、症状緩和にもつながります。

　それでも痰絡みが多いときには、ハイスコの舌下投与やブスコパンの持続静注により、胸元でゴロゴロとした死前喘鳴を軽減できます。しかし、死前

喘鳴が聞こえるからといって、患者さんが呼吸困難を感じているわけではないとされています[2]。終末期になり、意識が遠のいていくと、ご本人にとって気道分泌物がつらいというよりは、その音を聞くことでご家族が心を痛めていることのほうが多い印象を受けます。ご本人は苦痛を感じていないことをご家族に伝えることも大切です。

呼吸困難を和らげるには

呼吸困難に対する薬物治療は癌の終末期と同様に、モルヒネの持続皮下点滴などを使用します。強い不安やせん妄も伴うときには、ベンゾジアゼピン系薬の併用も検討します。ただし、医療者側の価値観で判断するのではなく患者さんやご家族の意向を汲み取るようにします。特にあとから来られるご親族は、患者さんの状況を把握していない場合も多いため、配慮を忘れてはいけません。肺炎の患者さんでは、非薬物療法で十分対応可能なことが多い印象です。中でも最も日常的に用いられる酸素療法は、終末期の症状緩和には意義が乏しいとされており[3]、カニューレやマスク、頻繁な酸素飽和度の測定に伴う不快感のほうが勝るかもしれません。ある程度の投与量で固定し、むしろ安楽に過ごせるようなポジショニング、顔や上半身に風を当てる送風療法（換気、扇風機、うちわ）、室内の温度を下げること、呼吸理学療法、リラクゼーションなど、有効性が示されている手段が勧められます[4]。リハビリは病状を改善させる訓練という印象があるかと思いますが、緩和目的のリハビリも確立しており、患者さんにもご家族にとっても、意義は大きいと考えられています。終末期には、**ご家族へのケア**も私たち医療者の大切な役割です（Q60、p.224へ）。

英国では、あと数日で亡くなることが想定されると、バイタルサインの測定も行わないようにします。心地よく眠っていたり、ご家族とゆっくり過ごしているときに、バイタル測定のために医療者が入室することで場の妨げとなり、また手を布団から出したり血圧計を付けたりすることで、患者さんが感じる不快感に配慮してのことです。数値は患者さんやご家族を惑わせるば

かりで、数値によって何か対応が変わるわけではないことを考えると、確かに、こうしたバイタルサインの測定は医療者のためにしているような気もしてきます。患者さんが苦しんでいるかどうかは、数値を測定しなくても分かります。患者さんにとって今何が必要か、を常に考えるようにしたいものです。

肺炎の終末期には、苦痛を増やさないよう輸液は最低限とし、意義の乏しい検査や吸引も控えます。口腔ケアやリラクゼーションなどの非薬物治療を中心に、必要に応じて、薬物による緩和も検討します。

(吉松)

[参考文献]
1) Givens JL, et al. Survival and comfort after treatment of pneumonia in advanced dementia. Arch Intern Med. 2010; 170: 1102-1107.
2) Campbell ML, et al. Death rattle is not associated with patient respiratory distress: Is pharmacologic treatment indicated? J Palliat Med. 2013; 16: 1255-1259.
3) Campbell ML, et al. Oxygen is nonbeneficial for most patients who are near death. J Pain Symptom Manage. 2013; 45: 517-523.
4) Rocker G, et al. Palliation of dyspnoea in advanced COPD: Revisiting a role for opioids. Thorax. 2009; 64: 910-915.

ひとやすみ 誤嚥性肺炎から学ぶ緩和ケア

　何かと助言をいただいても、頑なに緩和ケアを志していた学生時代の私を知る方々には、呼吸器内科医／老年科医である今を驚かれます。医師になり、主治医として患者さんを診療するようになってから気付いたのですが、誤嚥性肺炎にこそ、緩和の精神が求められているのです。痛みをとるだけが癌の緩和ではないように、誤嚥しないことだけが誤嚥性肺炎の診療ではありません。可逆的な部分は積極的に治療を行い、苦痛を和らげることを忘れず、患者さんが大切にされていることを守れるよう努めること。その方の人生やご家族、精神社会面にも思いを馳せ、心を尽くすこと。多職種で考え、地域と連携し、生活に基づいて診療すること。緩和ケアから学べることは非常に多く、また誠意を込めて誤嚥性肺炎の診療をすることで、他疾患の緩和ケアにも通ずる気付きがあります。

　　　　　　　　　　　　　　　　　　　　　　　　　　　　（吉松）

ご家族のケアは？

誤嚥性肺炎では、退院後の食事や保清、排泄など、ご家族にお願いすることが増えます。退院後に訪問すると疲れをみせるご家族もいらっしゃいます。ご家族のケアはどうするとよいですか。　　　　　　　　　（呼吸器病棟看護師）

　誤嚥性肺炎の診療において、ご家族は鍵となる存在です。患者さんのお世話をするチームの一員として頼りにしていますが、同時にケアの対象でもあります。緩和ケアにおいて、家族ケアは症状緩和、精神面へのケアと併せて三本柱の一つとして扱われます。これは誤嚥性肺炎においても大切にしたいことです。肺炎特有の難しさを認識し、家族ケアの一歩を踏み出しましょう。

大切な人が誤嚥性肺炎になるということ

　誤嚥性肺炎という病名は、未だに聞き慣れない言葉です。癌とは異なり、肺炎は治るという印象をもたれている方が多くいます。誤嚥性肺炎が治らないことや、再燃・急変をきたしやすいこと、治っても生活が大きく変わり得ることは、医療従事者にとっては想定内でも、ご家族にとっては容易に受け入れられることではありません。治るはずと思っていたのに治らなかったり、誤嚥や肺炎の再燃で自責の念にさいなまれたり、施設や病院職員の介護に不安を抱かれたりすることがあります。患者さんの体調の変化やその原因、それに対して行っていることを細やかに伝え共有していると、納得や安心感、そして覚悟にもつながりやすくなります。家族ケアの必要性は通常は終末期

にかけて意識するかもしれませんが、誤嚥性肺炎では診断時から気にかけておくことで、終末期を迎えたときに関係性が構築されており、支援をしやすくなります。

ケアをするチームの一員としてのご家族を支える

　ご家族は、もともとのご家族（配偶者、子ども）としての役割に加えて、食事や排泄を手伝う介護者の役割や、検温や投薬を行う看護師の役割、本人になりかわって大切なことを決断していく代理人の役割も担います。この急に増える過剰な負担をなるべく軽減できるように、多職種で考えます。疲弊しすぎることなく、ご家族での暮らしが長く続けられるように、他の親族に支援を求め、地域のサービスを手配しましょう。一つ一つのケアをより単純化できないか、他者で担えないか、担当職種で考え直します。例えば褥瘡の処置は訪問看護師が行う、口腔ケアはデイケアで重点的に行うことで自宅では簡易なケアをする、夕食は宅配食を手配する、といった工夫を考えます。

　しかし、時にこうして大勢が関わること自体が、大きな負担となるご家族もおられます。あまり話したくない家庭の事情を何度も聞かれたり、聞き慣れない制度を勧められたり、自宅に次々と訪問者が来ることに疲弊することもあります。自宅に来客を迎えるには片付け、身づくろい、お茶の準備まで気にかける方もおられます。準備は一切不要であることを伝えるのはもちろんのこと、ご家族の心境に配慮し、訪問の頻度や人数を柔軟に調整します。

　入院中や施設入所後、また終末期には、逆にご家族にできる介護も減ってしまい、役割の喪失から無力感が押し寄せることがあります。そのようなときには、無理のない範囲で、**ご家族にできるケアを提案**すると喜ばれます。例えば患者さんが慣れた家庭の味を持ってくる、好きな飲み物を口に含ませる、温かいタオルで顔を拭いて保湿剤を塗る、口腔用の保湿剤を噴霧する、足湯や手浴、身体をさする、マッサージ、うちわであおぐ、好きな音楽をかけるなど、患者さんやご家族に合わせて考えます。

ケアをされる側としてのご家族を支える

　ご家族のケアは難しく考える必要はありませんが、ただ優しい言葉をかけるだけでもありません。患者さんのケアと同じように、ご家族がどのようなつらいことを抱えて、何を望んでいるのかを把握するところから始まります。また、我々医療従事者が支えられるときは限られています。まずは介護を手伝ってくれる方や、**主介護者の支えになる存在**について確認しましょう。

　ご家族が患者さんの状況をどのような思いでみているのかを聞き、それぞれが納得できるような関わりを模索します。ご家族の多くは、患者さんのそばにいて役に立ちたい、見通しを知りたい、患者さんに苦しまないでほしいといわれていますが、一方で、あまり日常を壊されたくない、医療従事者にすべてお任せしたいという気持ちを持っている場合もあります。医療従事者の思う理想を押し付けたり決めつけたりせず、ご家族の多様性に合わせて配慮しましょう。そのためにも、一人ではなく多職種で考えることが大切です。例えば面談時に看護師に同席してもらうと、ご家族がどう受け止めているかを共有でき、適切な家族ケアにつながりやすくなります。とはいえ、忙しい診療の中で、同席できないことも多いのが現状です。そこで筆者は、どうしても看護師が同席できないときには、事前に看護師と面談内容を共有し、面談後に看護師からご家族に声をかけてお気持ちを気にかけてもらうよう依頼しています。患者さんの前では感情を表出しづらいご家族も多いため、患者さんとともに面談した場合は面談後に患者さんのいない場を用意し、ご家族の思いを伺います。DNARや転院などの判断には特に責任を感じるご家族が多いのです。患者さんの意向を尊重できるように、**医療従事者も含めて大勢で決断した**過程を振り返り、納得できるよう配慮します。

　また、急変や終末期を意識すると、離別の悲しみ（予期悲嘆）を感じやすくなります。この時期に十分に悲しみ、それを表現できると、のちに別れを受け入れやすくなるとされます。支えとなる人や理解者が少ないと悲嘆が強くなりやすいので、特に気にかけておきたいところです。

　そして何よりも、**患者さんを丁寧にケアすることこそが、ご家族の安堵に**

もつながります。患者さんを大切に思っていることが、ご家族にも伝わるようにしましょう。

ご家族は患者さんをお世話する側であるとともに、医療従事者がケアをする対象でもあることを忘れないようにしましょう。特に誤嚥性肺炎では、介護者の負担や責任が重くなりやすいので、十分に配慮します。

（吉松）

呼吸器内科に進んだ道

　私が呼吸器内科医への道を選択したのは、遡ると、学生時代に同級生が「呼吸器内科は治らない病気ばかりだから、やりがいないよな」といっているのを聞いて、あまのじゃくな性格から「そんなことはないやろ」という気持ちが芽生えたことがきっかけです。肺癌・間質性肺炎・喘息などと比較すると誤嚥性肺炎は呼吸器内科の中でも「あまり介入することがない」と思われがちです。しかし、誤嚥性肺炎診療にもまだまだ介入するべきことがあるということを同期の吉松先生から教わることができました。呼吸器内科に進んだあまのじゃくなきっかけを忘れずに、誤嚥性肺炎の患者さんに自分ができることがあるかどうかを自問自答していきたいと思います。

（山入）

第6章 もっと学びたいと思ったら（番外編）

誤嚥性肺炎で難しいのは、通常の診療だけではありません。誤嚥性肺炎の診療についてどのように後輩や他職種に教えるとよいのか、多職種連携はどうするとうまくできるのか、抗菌薬の適正使用とは、というのも立場が変わってくるにつれて重要になってきます。そんな疑問を、ミニQとして番外編にまとめました。

誤嚥性肺炎の疑問　番外編

	チェックリスト	関連項目
教育・連携	□必要な診療項目	Q61
	□教育法	Q61, Q62
	□多職種連携	Q63
治療のコツ	□プロカルシトニンの有用性	Q64
	□抗菌薬の適正使用	Q65
	□外来での嚥下評価	Q66
	□海外での対応	Q69
	□肺炎を治療しない選択肢	Q70
患者さんの疑問に応える	□栄養剤が飲みにくい	Q67
	□ビールを飲みたい	Q68

誤嚥性肺炎の診療の必須項目は？

　誤嚥性肺炎の診療にはガイドラインがなく、栄養やリハビリ、口腔ケアなど介入が多岐に渡り、診療が統一されにくいのが現状です。そこで筆者らは研究を通じて、高齢者の誤嚥性肺炎の診療において医療従事者に求められる12項目を定めました（診断、治療、嚥下評価、基礎疾患の管理、栄養、口腔管理、リハビリテーション、多職種チーム、意思決定、予防、予後、緩和ケア）[1]。

　これらを表す標語が、「Diagnose, Treat, and SUPPORT」です（表13）。この標語は、**適切な診断と治療を大前提に、多職種で支持療法を行う**ことを表しています。

　診断とは誤嚥性肺炎の診断だけでなく、本書でこれまで取り扱ってきたように、誤嚥や肺炎の原因診断までが担当医としての責任です。また治療には最新のエビデンスに基づく適切な抗菌薬治療に加えて全身管理や基礎疾患の治療も含まれます。SUPPORTは各種支持療法の頭文字からなり、患者さんやご家族を多職種で支えること（supportive care＝支持療法）を意味します。

　誤嚥性肺炎かもしれないと思う患者さんの診療を担当する際は、この標語に沿って、各診療項目を行えているか、確認していくと有用です。また、この標語を院内で掲示するなどして多職種で共有し、診療の底上げに役立ててみてください。

表13 高齢者の誤嚥性肺炎診療において医療従事者に求められること

Diagnose	肺炎と基礎疾患を丁寧に診断し、	
Treat	適切な抗菌薬治療と全身管理のもと、	
SUPPORT	患者と介護者を多職種で支援する	
	S	wallow and nutrition intervention（嚥下と栄養への介入）
	U	nderlying condition management（基礎疾患の管理）
	P	rognosis evaluation and decision making（予後予測と意思決定支援）
	P	revention and palliation（予防と緩和）
	O	ral management（口腔ケアと歯科治療）
	R	ehabilitation（リハビリテーション）
	T	eam approach（チームでの介入）

（吉松）

[参考文献]

1) Yoshimatsu Y, et al. "Diagnose, Treat, and SUPPORT". Clinical competencies in the management of older adults with aspiration pneumonia: a scoping review. Eur Geriatr Med. 2024; 15: 57-66.

Q62 誤嚥性肺炎の診療について教育する方法は？

　誤嚥性肺炎はまとまって学ぶ機会や診療指針がありません。多職種が関わる診療現場で、いかに実践的な共通基盤を身につけるかが重要になります。私は医療者を指導するに際して、前述の**標語「Diagnose, Treat and SUPPORT」に沿った内容にする**ことに加えて、次の3つのことを大切にしています。

① 五感で学ぶ

　多くの疾患を扱う医療従事者にとって、嚥下の解剖学や生理学から学ぶことは非効率的です。ケアに直結する最低限の基礎知識は必要ですが、より重要なのは現場の疑問や誤解に即した実践的な学びです。自施設で提供されている嚥下調整食を試食しながらそれぞれの使いどきや介助法を言語聴覚士や管理栄養士から教わったり、不適切な食事介助とその是正方法を体験したり、とろみ水を作りながら濃度調整やダマを作らない方法を練習したり、口腔ケアや嚥下訓練をお互いにやりあったり……。ケアをする側、される側を経験することで、現場で生きる診療技術が身につきます。また、自施設で提供可能な嚥下調整食や口腔ケア物品、相談できる相手を知れることで、患者さんのケアに直接つなげることができます。

② チームで参加する

　誤嚥性肺炎は多職種でこそ診療が成り立ちます。例えば医師が知識を身につけて口腔ケアや食事介助の指示を出したとしても、ただ指示を出す側・受ける側という一方通行です。他職種に必要性が理解されていなければ応用されづらく、また他職種の専門性も活かせていません。職種間で連携をしていくには、多職種で共通の認識を持つことが大切になります。勉強会は多職種向けに開催し、カンファレンスではどの職種も質問や意見を発するように運営し、症例ごとに教訓を共有し合います。

③ 時間軸に沿って考える

　誤嚥性肺炎では患者さんによって原因や病期が異なります。嚥下評価や訓練の方法を学んだとしても、それを全ての患者さんに適用できるわけではありません。そこで、**Q44**（p.164へ）の「誤嚥性肺炎の病の軌跡」(illness trajectory)において、どの病期に適用できる介入であるのかを意識しながら学ぶと、個々の患者さんに応用しやすくなります。

　そして何より、誤嚥性肺炎の診療の奥深さや多様さ、やりがいを地道に発信していくことが大切であると考えます。医療の現場では、医師や年配者の言葉はとくに重みをもちます。「また誤嚥性肺炎が搬送されて来た」、「食事制限を守らないから再発した」、「申し訳ないけど受けもってほしい」など、気兼ねなく発する言葉の中に、誤嚥性肺炎の診療に対する負の感情がこもってしまっていないでしょうか。後輩や他職種は、こうした言葉に想像以上に敏感なものです。誤嚥性肺炎の患者さんに対してできることの多様さ、全人医療の大切さややりがいを我々の言動から感じ取ってもらえれば、周りで頑張る多職種の仲間にとって、なによりの学びのきっかけになるという気がしています。

（吉松）

Q63 多職種連携のコツは？

　誤嚥性肺炎の診療には多職種連携が欠かせませんが、他職種へ介入を依頼しただけで連携したつもりになってしまうことがあります。強固な連携ができると、診療の質がぐっと上がり、医療者の安心感にもつながります。私は次のようなことを気にかけています。

① 病の軌跡と病期を共有し、共通の認識を持ちます（**Q44**、p.164へ）。
② 病棟や廊下などで即時にコミュニケーションをとり、遅滞なく診療を進めます。質問を有効に利用すると、相手の気付きを促すことができます（「今回のどんなことが肺炎の原因だったのでしょうか」、「帰る場所は何によって決まりそうですか」など）。
③ 遠慮のしすぎは禁物です。「看護師なので方針に口を出すのは……」などと職種間で遠慮しあっていると溝ができてしまいます。互いの職種の領域を超えていることを認識しながらも言及していくことで、良い対話が生まれ、隙間なく良質なケアが提供できます。
④ 良いことを評価し、感謝を伝えるようにします。医療は人と人とのやりとりで成り立ちます。「看護師の積極的な離床努力のおかげでリハビリが前に進んだ」など、良いことを意識的に讃えあうと、相手のやりがいや自信、チームのより良い行動変容にもつながります。

（吉松）

誤嚥性肺炎の診療で、プロカルシトニンは使用しますか？

　プロカルシトニンは、敗血症を疑う患者さんに使用する検査であり、誤嚥性肺炎の診療で濫用する検査ではありません。また、検査実施料と判断料で約420点かかることにも留意が必要です（2024年10月時点）。

　今回の『成人肺炎診療ガイドライン2024』では、市中肺炎診療におけるプロカルシトニン測定についてのシステマティックレビューが行われ、プロカルシトニンガイド下での抗菌薬治療で抗菌薬投与期間、入院期間を減少させる結果となりました。集中治療領域では、プロカルシトニンのガイド下で抗菌薬投与期間を決定することで、抗菌薬投与期間や抗菌薬関連有害事象を減らす報告も出ています[1]。しかしシステマティックレビューでは、治療効果の改善は示されておらず、市中肺炎に限定されていない一般的な誤嚥性肺炎診療の背景で使用することは現実的ではないと考えます。

　誤嚥性肺炎におけるプロカルシトニンについて、我が国からは近年、興味深い研究がありました[2]。詳しくはご一読いただきたいのですが、誤嚥性肺炎において抗菌薬投与期間短縮にはつながらず、抗菌薬が不要な患者さんの選択に寄与する可能性を示唆する結果でした。つまり、Q2でも出てきた誤嚥性肺炎と誤嚥性肺臓炎の鑑別に有用な可能性があるとのことです。入院時に敗血症疑いでプロカルシトニン値を測定して精査した結果、誤嚥性肺炎か誤嚥性肺臓炎か悩む診断結果となった場合に、抗菌薬投与を行うかどうかの一助となる可能性はあります。

（山入）

[文献]

1) Kyriazopoulou E, et al. Procalcitonin to reduce long-term infection-associated adverse events in sepsis. A randomized trial. Am J Respir Crit Care Med. 2021; 203: 202-210.
2) 森澤健一郎．誤嚥性肺炎の治療方針決定におけるプロカルシトニンの有用性．日救急医会誌．2018；29：81-89.

Q65 誤嚥性肺炎における抗菌薬の適正使用とは？

　NHCAP、HAPを前提とした場合、Q9でもお伝えしたように、重症度が低い方や耐性菌リスクが低い方には、狭域から開始して必要に応じて広域へ変更するescalation治療が推奨されています。ただ、escalation治療を選択する若手医師から「どうせ誤嚥性肺炎だから、狭域から始めて悪くなったら広域にすればいいよ」というような言葉を聞いてモヤモヤすることもあります。高齢者肺炎をみてきた立場としては、もともとのADLが自立している方でも、高齢者肺炎の初期治療の失敗が、入院期間の延長などにより、退院時に自立度が低下して自宅退院困難となることや死亡にいたる経験があるためです。もちろん、誤嚥性肺炎を反復している、疾患末期や老衰と考えられるような患者背景がある場合には、個人の意思やQOLを考慮した治療・ケアの一つとして抗菌薬投与を行わない選択など、ガイドラインで言及されていますが、そういった手順を踏まず、とりあえず「誤嚥性肺炎っぽいから狭域抗菌薬で」というのは適切な対応とは思えません。少なくとも「耐性菌リスク」と「重症度」について評価を行った上で、抗菌薬を選択するようにすべきです。そして、escalation治療を選択した場合には、状態悪化時への対応が迅速にとれるようにしておきましょう。

　抗菌薬適正使用の中でも、（広域）抗菌薬の処方件数を減らす方法として、「感冒など抗菌薬が不要な状況に、安易に抗菌薬を処方しない」ことや「同定した菌種に対してde-escalationを含めて適切な抗菌薬を投与する」こととは異なり、「初期治療でescalation治療を選択する」ことは目の前の患者さんの治療失敗のリスクを伴うことに留意すべきです。「広域抗菌薬の処方件数を減らすこと」ではなく、「限りなく必要な患者さんにのみ広域抗菌薬の使用を行う」ことこそが抗菌薬適正使用と考えます。高齢者肺炎に「とりあえず、ゾシン（タゾバクタム・ピペラシリン）」と同様に、「とりあえず、ユナシン（アンピシリン・スルバクタム）」も不適切な抗菌薬使用です。

理想論になるかもしれませんが、AST／ICTチームに携わる方には、広域抗菌薬の処方件数だけではなく、escalation治療を選択して、結果として原因菌を外して初期治療を失敗した患者さんについても目を向けていただけたらなと思います。

(山入)

誤嚥性肺炎を家で診る

　本書では病院での誤嚥性肺炎の診療に着目しましたが、在宅や施設でも、十分な診療が行えます。検査法などには限りがありますが、それは我々が病院での診療を自宅に無理矢理あてはめようとするために、不足と感じるのでしょう。在宅ならではの診療の方法があり、また、暮らしの場だからこそできることもあります。例えば普段の食事や環境での嚥下評価は、病院では努力しても行えないことの一つです。

　2022年に発行された『在宅における末期認知症患者の肺炎の診療と緩和ケアの指針』では、肺炎の診断から呼吸困難の評価法、抗菌薬治療の適否、症状緩和の方法についても示されています。例えば採血やX線検査が行えない状況では肺炎はどのように診断するとよいのか。終末期において、抗菌薬は症状緩和や予後の延長に有用なのか。末期認知症に限らず、誤嚥性肺炎の診療に広く応用できる考え方がまとめられています。無料でダウンロードもできるので、ぜひ、一読してみてください。

　また本指針の公開に合わせて執筆した書籍『家で診ていく誤嚥性肺炎〜チームでつむぐ在宅医療〜』（南山堂）では、在宅における誤嚥性肺炎の診療について、病期に応じて紹介しています。

　原疾患の終末期における肺炎のとらえ方や、在宅医療でできることについて学ぶことは、入院診療にも還元されます。医学的に正しい検査や治療を行う（**生命を救う**）ことだけではなく、患者さんの**生活**や**人生**、**生きがい**を含む、4つの「生」を考えた全人医療が大切であるという恩師の教えを、誤嚥性肺炎の患者さんをみるといつも思い出します。

(吉松)

Q66 外来でサッと嚥下評価を行うには？

　外来診療中に、嚥下評価をしたいと思うことは、よくあります。むせる頻度が増えたといわれたとき、声がいつもよりゴロゴロしているとき、痩せてきたとき……。こうしたときに、物品が手元になかったり、評価基準をパッと思い出せないと、億劫になってしまうのではないでしょうか。

　筆者は呼吸器内科の外来で、電子カルテの載った台車に嚥下評価に必要な物品を搭載したところ、「えんげ号」の愛称で多職種から親しまれるようになりました。評価方法のマニュアルや、患者さんに記載してもらう問診用紙も常備しています。台車ごと診察室や病棟へも移動でき、医師が依頼すると看護師や事務員が問診表の記載や身体計測を済ませてくれます。物品の補充も定期的にしてもらえるおかげで、外来で嚥下評価をどんどん行うようになりました。中には「昨年してもらった飲み込みの検査、そろそろまたしてもらおうかな」などと、自ら希望される患者さんもいるほどです。

　皆さんも、独自の「えんげ号」を用意してみませんか。「えんげバッグ」、「えんげバスケット」など、現場で使いやすい形を考えてみると、楽しいですよ。参考までに、呼吸器内科の愛車 えんげ号の搭載品をご紹介します。

- 電子カルテ：病歴確認、記録用
- 問診用紙：EAT-10、聖隷式嚥下質問紙、FSSG
- 記録用紙、クリップボード、筆記具
- 嚥下評価のマニュアル
- 舌圧子：咽頭診察、SSPT用
- ペンライト：咽頭診察、SSPT用
- 紙コップ：WST、SSPT用
- タイマー：RSST、SSPT用
- 10mLシリンジ：mWST、WST用
- 2.5mLカテーテルチップシリンジ：SSPT用
- 5 Fr経鼻胃管：SSPT用
- 優肌絆®：SSPT用
- 舌圧測定器、専用プローブ／チューブ／電池
- スプーン、ゼリー：フードテスト用
- 手袋、アイガード、ごみ袋、酒精綿、手指消毒剤

SSRT：簡易嚥下誘発試験、WST：水飲みテスト、
RSST：反復唾液嚥下テスト、mWST：改訂水飲みテスト

（吉松）

Q67 栄養剤を美味しく飲んでもらうには？

　嚥下食を自宅で作り続けることは容易ではありません。とはいえ、宅配食は金銭的に負担となり、エンシュア®など薬価収載された栄養剤は甘さが強くて続けにくいものです。コーヒーや牛乳と混ぜると甘味は軽減しますが、量が増えてしまって全量摂取するのが難しくなり、エンシュア®特有の自然なとろみも薄まってしまいます。生活で続けていく視点、エンシュア®を摂取しやすくする工夫としてよくお勧めしているのが、次のようなことです。

〚① 味の変化を楽しむ〛
　粉末状のものを混ぜて飲みます（インスタントコーヒー、ココア、粉末紅茶／緑茶、抹茶、晒し餡、きなこ、すりごま）。

〚② シャーベットを作る〛
　1cm四方の製氷皿に栄養剤を入れて凍らせます。

〚③ プリンを作る〛
　粉末ゼラチン5gをお湯50mLに溶かし、エンシュア®H（ハイ）に混ぜ入れ、冷蔵庫で冷やします。冬場にはエンシュアの缶をコタツなどで少しあたためておくと性状が安定しやすくなります。

〚④ あたためてスープにする〛
　コーンポタージュやポテトスープなどの粉末スープを入れて混ぜます。

　これなら一人暮らしの方や、老老介護をされている方も活用できます。業者のホームページや、レシピ投稿サイトにも栄養剤を使ったレシピが数多く紹介されているので、調べてみてください。

（吉松）

「ビールを飲みたい」といわれたら？

　ビールやお酒を飲みたいというのは、患者さんに時折相談されることです。「刺激があるので」と止めてしまいそうですが、実は炭酸は、嚥下に良い刺激となることが報告されています。ただ、大きなジョッキで飲むと頸部が伸展して誤嚥しやすく、またあまり多く飲酒すると、嚥下・咳反射の減弱や胃食道逆流の増加に伴う誤嚥リスクが懸念されます。晩酌をした次の日に必ず熱が出るという患者さんもいました。ですが、患者さんの楽しみであるお酒を取り上げてしまうことは是が非でも避けたいところです。そこで、食後に少しずつゆっくり飲むことを提案したりします。

　ビールにとろみをつける場合、ポイントは次の通りです。
① 大きな容器に泡立てないようにビールを移す
② 液体状のとろみを入れてよく混ぜる

　粉末のとろみの場合は、
① 炭酸飲料用の丈夫なペットボトルを使用する
② とろみ粉を入れ、しっかり振ったあと冷蔵庫で一晩保存する
③ こぼれてもよいところで慎重に開ける、という方法もあります。動画もあるので検索してみてください。

　泡立ったビールにとろみを入れると、泡にだけとろみがついたりして、その下の液体部分でかえって誤嚥しやすいので、お気を付けくださいね。

（吉松）

肺炎を繰り返す患者さん、海外ではどうしている？

　英国では、誤嚥性肺炎を繰り返す患者さんや、フレイルや認知症が進行して、入院による積極的加療が負担ばかりになってくると、患者さんと医療従事者とで、退院後に症状が出たときの方針を相談しています。例えば発熱時には内服抗菌薬は用いるが受診や入院はしない、強い疼痛など自宅では管理できない苦痛があるときには入院を検討する、などと、想定される症状ごとに対応法を決めていきます。これにより望まれない入院が大幅に減ったほか、話し合う過程こそが、患者さんやご家族にとって有意義であるようです。また、老年科医を中心とする多職種の往診チームが院内にあり、受診や入院を望まない患者さんの急な体調変化に対応しています。さらに、入院や延命措置に関する方針はかかりつけ医や近隣の医療機関、訪問看護ステーションや救急隊とも共有され、地域全体で患者さんを支えていく体制がとられています。

　肺炎を繰り返すことは、患者さんにもご家族にとっても、大変不安なことです。その不安や、変動する病状を、一つの病院で対応するのが望ましいわけではありません。急性期病院、慢性期病院、診療所、自宅、施設と診療の場が移り変わっても、地域で一貫してみていける継続性が鍵になります。この継続性を実現するのは、容易ではありません。かかりつけ医で話し合ってきたことが必ずしも病院へ引き継がれるわけではなく、また入院中に行われた予後予測や意思決定支援の内容がまた退院後へと引き渡されないことも日常的に見かけます。

　時により、人により対応が異なってしまうようでは、患者さんやご家族の不安を助長させかねません。誤嚥性肺炎の患者さんのケアの一貫性を実現するために、ご自身の地域では、どのようなことから始められそうでしょうか。

〈吉松〉

肺炎を「治療しない選択肢」とは？

　肺炎を起こすたびに、抗菌薬治療をすることは簡単です。日々、疑問に感じることもなく行われています。しかし、それは患者さんの望むことなのでしょうか。患者さんの安楽に役立っているでしょうか。ただ医療者やご家族の納得のためになっていないでしょうか。他の選択肢は考えたでしょうか。

　肺炎には必ず抗菌薬治療をすればよかった時代は過ぎ、その意義や是非を考えるように変わっていきます。『成人肺炎診療ガイドライン2017』より、新たに「治療しない選択肢」がフローチャートに盛り込まれました。誤嚥性肺炎や終末期・老衰であった場合に、**個人の意思やQOLを考慮した治療・ケア**を考えることになっており、その一つが抗菌薬治療をしない選択肢です。2024年の改定においても同様の記載がなされました。

　こうしたことは、容易に決められるわけではなく、厚生労働省や日本老年医学会のガイドライン（「人生の最終段階における医療の決定プロセスに関するガイドライン」、「高齢者ケアの意思決定プロセスに関するガイドライン　人工的水分・栄養補給の導入を中心として」）を参考にしながら、多職種チームで患者さんやご家族と話し合っていくものです。関係性が構築されている、かかりつけ医がこの役割を担うのに最適です。事前の指示がなければ、緊急受診時にすぐに抗菌薬を使わない判断をするのは難しいですが、例えば入院後も病状が改善しないときには、じっくり話し合いましょう。また肺炎が改善後こそ、再発したときはどうしたいか、を話すよいきっかけです。

　このとき、治療や検査など、やらないことに目を向けると、ご家族は心もとなく感じます。ご本人が心地よいように、熱や痛みを和らげる治療を行うこと、ご本人が安心できるようにご家族がそばにいてもらうとよいことなど、大切にしていくことをお伝えすると、安心されます。「治療しない選択肢」は、「ケアを大切にする選択肢」であると私は読み替えています。

（吉松）

ガイドライン改訂を経験して

　日本呼吸器学会の『成人肺炎診療ガイドライン』の改定作業を担当し、ガイドラインがいかに丁寧な推敲と議論の賜物であるかを感じました。私はシステマティックレビュー委員として、誤嚥性肺炎の主担当、口腔ケアの副担当、また高齢者肺炎の診断や予後の項目にも関わらせていただきました。クリニカルクエスチョンの調整やレビューの作業だけでなく、各段階における作成委員の先生方との議論も貴重な学びの場でした。推奨度の決定は、最新エビデンスをもとに、専門家の先生方で議論されます。日本人を対象に日本の診療に沿って行われた研究に重きがおかれることや、現場の実状も加味されることは印象的でした。ガイドラインに読み手側とは違った視点で携わると、読む味わいもまた深まります。興味がある方はぜひ学会を通じて応募してみてください。

（吉松）

索 引

▶ 欧文・その他

ABCDE	73
ADL	39, 91
A-DROP	26, 66, 216
ARDS	7, 162
CAP	64
COPD	46, 54, 142, 162
COVID-19 ワクチン	201
CT	8, 13
CV	115
CV ポート	119, 157
DNAR	31, 168
ESBL 産生菌	64
Escalation 治療	67, 236
Frazier Free Water Protocol	136
HAP	67, 236
illness trajectory	165
K-point 刺激法	82
L-Dopa	50
Liquid Intake Protocol（LIP）	135
Minimal-Massive Intervention（MMI）	192
MRSA	18, 21, 140, 145
NHCAP	23, 64, 138, 145, 236
OD 錠	78
PICC	118, 158
Pneumonia Severity Index（PSI）	26, 216
QOL	58, 91, 206, 220, 243
quick SOFA スコア	26
RS ウイルスワクチン	201
wearing-off	50
β 遮断薬	153

▶ 和文

あ行

あいうべ体操	99
顎持ち上げ体操	99
アドバンス・ケア・プランニング	51
アマンタジン	152
アモキシシリン・クラブラン酸	33
安静度	68
アンピシリン・スルバクタム	63, 139, 145
胃管	115
医原性	45
意識障害	16, 40, 44, 72, 82, 93
意思決定支援	51, 212
胃切除後	153
イミダプリル	152
胃瘻	45, 119, 156
飲水	76
咽頭期	43, 50
インフルエンザ杆菌	64, 140
インフルエンザワクチン	39, 200
運動療法	90
英国	29
栄養剤	240
栄養療法	57
嚥下エコー	109
嚥下おでこ体操	110, 195
嚥下機能	35, 71, 150, 204
嚥下訓練	76, 98, 123, 194
嚥下食	97
嚥下性肺炎	2
嚥下造影	53, 106, 109
嚥下内視鏡	106, 109, 123
嚥下パスポート	188
嚥下評価	3, 72, 96, 193, 238
黄色ブドウ球菌	139
嘔吐	5, 16, 22, 43, 44, 52
お薬手帳	16, 62
お楽しみ嚥下	212

か行

改訂水飲みテスト	73
ガイドライン	2, 18, 21, 63, 157

回復期リハビリテーション病棟	173
化学性肺炎	5
かかりつけ医	190
顎関節脱臼	41, 44, 46
喀出力	3
喀痰	18, 24, 67, 138
家族	207, 221, 224, 242, 243
カフ	120
カルバペネム系薬	145
簡易嚥下誘発試験	106
簡易懸濁法	77
間欠的口腔食道経管栄養法（OE法）	157
看護師	85
カンジダ属	140
間質性肺炎	54, 162
干渉電流型低周波治療器	205
間接訓練	123
鑑別	235
鑑別疾患	12
緩和	219, 224
既往歴	39
気管カニューレ	45
気管支拡張症	54
気管切開	120
気管挿管	31
義歯	40, 44, 83
キノロン	34
逆流性食道炎	52, 54, 153
吸引	85, 173
急性期病院	176
教育	232
去痰薬	86
筋骨格系疾患	46
薬	75, 152
グラム染色	18, 67
クレブシエラ属	145
ケアマネージャー	183, 189, 190
経管栄養	52
経口摂取	71
経鼻胃管	45
頸部聴診	106
血液培養	21, 140
結核	10, 12, 34, 39
結核後遺症	54
原因	9, 15, 16, 42, 110, 204
原因菌	18, 138
嫌気性菌	34, 63, 139
言語聴覚士	96
検出菌	138
減薬プロトコル	61
広域抗菌薬	66, 144, 236
抗菌薬	5, 33, 63, 230, 236
口腔カンジダ症	131
口腔期	43, 50
口腔ケア	6, 44, 69, 72, 80, 123, 149, 194, 220
口腔内常在菌	69
誤嚥	147
誤嚥性肺臓炎	5, 63, 235
誤嚥防止術	157
五期モデル	43, 52
呼吸器疾患	46, 54
呼吸困難	221
呼吸理学療法	55, 88, 90, 108
呼吸リハビリテーション	90
コミュニケーション	234
コリネバクテリウム属	145

さ行

在宅医療	237
サブスタンスP	107, 153
サルコペニア	46, 50, 54, 56, 148, 151
酸素	28, 55, 69, 72, 161, 174, 221
残留	36, 135
歯科医	70, 72, 84
歯科衛生士	70, 72, 84
歯科治療	40
歯垢	80

指示	68
支持療法	230
施設	172
指導	35, 182
周術期等口腔機能管理料	127
重症度	26, 66
終末期	204, 220, 224
準備期	43
消化器疾患	46, 52
症状緩和	219
食上げ	100
食形態	100, 174
食事の観察	102
食事場面の観察	193
食道期	43, 52
食道裂孔ヘルニア	52, 153
食欲低下	130
自立神経腫お臥位	50
シロスタゾール	152
新型コロナウイルスワクチン	39
神経疾患	15, 39, 42, 49, 204
神経症状	15
迅速検査	23
身体診察	15, 38
診断	12, 22, 40, 230
診断基準	2
診療情報提供書	178, 197
診療報酬改定	125
スピーチカニューレ	120
成人肺炎診療ガイドライン	8, 34, 243, 244
成人肺炎診療ガイドライン2024	27, 47, 64, 80, 138, 199, 235
声帯麻痺	15, 43, 110
生命予後	216
絶食	71, 147
摂食・嚥下障害看護認定看護師	98
摂食嚥下機能回復体制加算	126
摂食機能療法	126
セフトリアキソン	63, 139, 145

先行期	43, 49
せん妄	68, 71, 93
送気訓練	124
ソーシャルワーカー	173
咀嚼力	53

た行

体位ドレナージ	69
退院	172, 182
退院前カンファレンス	178
退院前訪問	185
耐性菌	6, 236
大腸菌	145
宅配食	184
多系統萎縮症	15
多項目遺伝子検査	25
多職種	29, 58, 110, 149, 178, 230, 232, 234, 242
タゾバクタム・ピペラシリン	145
段階的アップ	101
炭酸	241
地域	29
地域包括ケア病床	172
チェックリスト	42, 180
中心静脈カテーテル	115
中心静脈ポート	158
長期予後	217
腸内細菌	64, 140
直接訓練	123
治療	230
治療効果判定	142
鎮静薬	59, 94
定義	2
転院	172, 176
頭頸部疾患	43
とろみ	35, 76, 134

な行

入院	26, 63
尿中肺炎球菌抗原検査	23

尿中レジオネラ抗原検査 24
認知機能 59
認知症 41, 44, 72, 204
熱源 144
ネブライザー吸入 86
膿胸 9, 13, 63, 146
脳血管障害 39, 43, 44
脳卒中 15

は行

パーキンソン病 44, 49, 151
肺炎球菌 140
肺炎球菌ワクチン 23, 39, 197
排痰 85
培養結果 67
パタカラ体操 194
ハリスベネディクトの式 115
半夏厚朴湯 153
反復唾液嚥下テスト 55, 73
ビール 241
病期 165, 233, 234
病状説明 30
病歴聴取 15, 38
フードテスト 123
不穏 80, 93
服薬 36, 77
不顕性誤嚥 3, 106, 120
プロカルシトニン 235
プロトンポンプ阻害薬 53
粉砕 76
訪問看護 36
訪問看護師 187
訪問診療 36
ポリファーマシー 60

ま行

マイコプラズマ肺炎 24
マクロライド 86, 154
末梢挿入型中心静脈カテーテル 118, 158
末梢点滴 116
マノメトリー 53
マルチプレックスPCR検査(mPCR) 24
味覚障害 130
ミキサー食 100, 149
水オブラート法 77
水飲みテスト 123
むせない誤嚥 105
むせる 3, 105
面談 30, 167, 180
メンデルソン症候群 5
網羅的細菌叢解析 139
モサプリド 53, 154

や行

薬剤師 78
薬剤性 16, 45, 47, 50
病の軌跡 165, 233, 234
葉酸 153
抑制 93
予防 151

ら行

理学療法 68
理学療法士 42, 90
離脱症状 62
六君子湯 53, 153
リハビリテーション 57
リハビリテーション・栄養・口腔連携体制加算 125
療養型病床 172
緑膿菌 18, 21, 139, 140, 145
レジオネラ肺炎 24
レティナ 122
レビー小体型認知症 50
レボドパ 152

わ行

ワクチン 45, 55, 108, 154, 197, 200

編集者・著者プロフィール

吉松由貴（よしまつ・ゆき）

ガイズ病院／セントトーマス病院老年科、グリニッジ大学人間科学科

兵庫県神戸市生まれ。イギリス、シンガポール、アメリカを経て、大阪教育大学附属池田中高で学ぶ。2011年大阪大学医学部卒業。淀川キリスト教病院の初期研修、同院呼吸器内科の後期研修、飯塚病院呼吸器内科での勤務を経て、2022年より渡英し、老年科で臨床研究や診療に従事。また浜松市リハビリテーション病院、聖隷浜松病院で摂食嚥下に関して研修。日本摂食嚥下リハビリテーション学会評議員。バルセロナ自治大学嚥下障害学で修士号、兵庫医科大学生理学で博士号取得。

自他ともに認める食いしん坊であり、初期研修中に痩せていく同期12人とは裏腹に、同志の山入とただ二人、順調に体重が増加。

好きな言葉は夢。座右の銘は「二兎を追う者しか二兎を得ず」。

「病に縛られない生き甲斐ある人生をすべての人に」を使命に、模索を続けている。

山入和志（やまいり・かずし）

大阪市立十三市民病院呼吸器内科

大阪府大阪市生まれ。和歌山県岩出市で育ち、智辯学園和歌山中高で学ぶ。2011年名古屋大学医学部卒業。淀川キリスト教病院での初期研修、同院呼吸器内科での後期研修、大阪市立十三市民病院での勤務を経て、大阪市立大学大学院臨床感染制御学で感染症を学び、2021年博士号取得。大阪市立総合医療センターを経て、2024年より現職。

尊敬する人は中村直志、羽生善治。趣味はサッカー、将棋。

人生はHIPHOP。好きな言葉は「志」。

吉松とはよきお友だち。一緒に本が書けて男泣き。だらしない自分をサポートしてくれたたくさんの方々への御恩を、これから診療・教育という形でお返ししていきたい。

誤嚥性肺炎　70の疑問に答えます　第2版

2021年12月4日　第1版第1刷
2023年1月31日　第1版第3刷
2025年3月31日　第2版第1刷　©

編著者	吉松由貴　YOSHIMATSU, Yuki
著　者	山入和志　YAMAIRI, Kazushi
発行者	宇山閑文
発行所	株式会社金芳堂

〒606-8425 京都市左京区鹿ケ谷西寺ノ前町34番地
振替　01030-1-15605
電話　075-751-1111（代）
https://www.kinpodo-pub.co.jp/

組版・装丁	HON DESIGN
装丁イラスト	Yurika Hirano
印刷・製本	モリモト印刷株式会社

落丁・乱丁本は直接小社へお送りください．お取替え致します．

Printed in Japan
ISBN978-4-7653-2042-9

JCOPY <（社）出版者著作権管理機構　委託出版物>

本書の無断複写は著作権法上での例外を除き禁じられています．複写される場合は，そのつど事前に，（社）出版者著作権管理機構（電話 03-5244-5088, FAX 03-5244-5089, e-mail: info@jcopy.or.jp）の許諾を得てください．

●本書のコピー，スキャン，デジタル化等の無断複製は著作権法上での例外を除き禁じられています．本書を代行業者等の第三者に依頼してスキャンやデジタル化することは，たとえ個人や家庭内の利用でも著作権法違反です．